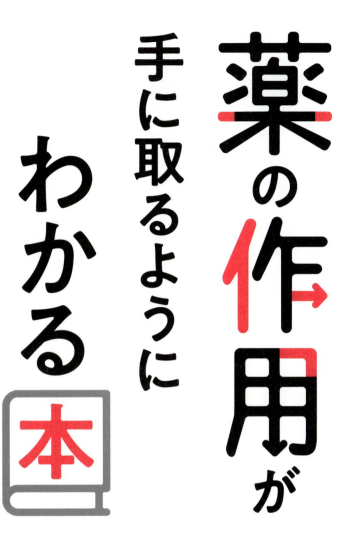

薬の作用が手に取るようにわかる本

編著
北里大学東病院薬剤部長
黒山 政一

…絵で見る薬理学…

じほう

編集・執筆者一覧

編集　黒山 政一（北里大学東病院薬剤部長）

　編集協力
　　　川野 千尋（北里大学東病院薬剤部）
　　　香取 祐介（北里大学東病院薬剤部）

執筆（執筆順）
　　　黒山 政一（北里大学東病院薬剤部長）
　　　平山 武司（北里大学病院薬剤部）
　　　髙橋 美由紀（元北里大学東病院薬剤部）
　　　香取 祐介（北里大学東病院薬剤部）
　　　赤嶺 ちか江（北里大学東病院薬剤部）
　　　飛田 夕紀（北里大学東病院薬剤部）

　執筆協力
　　　川野 千尋（北里大学東病院薬剤部）
　　　神宮 直子（北里大学東病院薬剤部）
　　　鈴木 敬太（北里大学東病院薬剤部）
　　　近藤 静香（元北里大学東病院薬剤部）

はじめに

　医療の発展に伴い，数多くのくすりが臨床の場に提供されるようになりました。同じ適応や薬効をもつくすり（同効薬）でも，新しい作用を有するものが少なくありません。例えば，糖尿病治療薬においても，従来までのくすりに加え，この10年間にDPP-4阻害薬，GLP-1受容体作動薬，SGLT2阻害薬などまったく新しい作用機序を持つくすりが臨床で用いられるようになってきました。

　編著者は，長年にわたり，薬剤師として臨床に携わり，また，大学教員として学生教育にも従事してきました。そこで，常に，個々のくすりの作用について整理し，正確に理解しておくことは，適切な薬物治療を行うためにとても重要であると感じています。本書は，「複雑に感じてしまいがちなくすりの作用機序をすっきりと理解すること」を目的に企画されました。臨床で頻用されている代表的な16薬効群（同効薬）を取り上げ，さまざまな作用機序のくすりを1つの図（見開きの作用機序図）としてまとめ，一覧できるよう工夫しました。「見開きの作用機序図」では，各くすりの作用点を明確に示し，その作用を①刺激または促進（補充），②遮断（拮抗）または阻害に大別し，2種類の矢印でわかりやすく表記しました。作用機序を一覧できるようにすることで，薬物治療におけるそれぞれのくすりの位置づけが明確になり，薬理学的な特徴についても理解が深められるものと思います。

　本書の利用に際しては，はじめに「見開きの作用機序図」で，各くすりの作用機序の概要をイメージとして捉えていただき，そして，本文の「各疾患の薬物治療」「各くすりの作用機序と特徴」と「各くすりの作用機序図」を照らし合わせながら読んでいただくことでより理解が深められると思います。

　本企画は，雑誌「調剤と情報」に2018年1月から4回にわたって連載しました。幸いにも多くの読者の方から好評をいただいたため，新たに12薬効群を加えて，図版も大幅に増やし，より見やすい構成として，書籍化したものです。

　本書を，医療スタッフ自らの同効薬に関わる知識の整理に，また，医師，薬剤師，看護師を目指す学生の学習用として利用していただければ幸いです。そして，病院・診療所，薬局などにも常備していただき，より適正な薬物選択のための一助としてご活用いただければと思います。

　本書の発行に際して，快く原稿の執筆をご了承いただきました北里大学東病院薬剤部の皆様に感謝いたします。本書の出版に関してご配慮いただいた，じほうの石原めぐみ氏に御礼申し上げます。

2018年9月

編著者
黒山 政一

本書の特長

まず各章の「最初の見開き」では……

同じ適応や薬効をもつ薬でも，作用機序はさまざまに異なります。そこで各章の冒頭では，それらさまざまな作用機序を見開きですっきりとまとめました。一つの疾患を取り巻く多数の薬の作用機序をひと目で見渡しつつ，それぞれの薬がもつ薬理学的な特徴についても理解を深めることができます。

特長1

各薬効の主要な薬を網羅！　それぞれの作用機序を一覧できるように，一つの図（見開きの作用機序図）として整理しました。

特長2

さまざまな薬の作用を①刺激または促進（補充），②遮断（拮抗）または阻害に大別し，2種類の矢印でわかりやすく描き分けました。薬が結合する作用点である受容体，イオンチャネル，イオンチャネル型受容体，トランスポーター，酵素との関連がひと目で理解できます。

12　消化性潰瘍治療薬

代表的な消化性潰瘍治療薬
- プロトンポンプ阻害薬
- H₂受容体拮抗薬
- 選択的ムスカリン受容体（M₁, M₃）拮抗薬
- 抗ガストリン薬
- 抗ペプシン薬
- 制酸薬（酸中和薬）
- プロスタグランジン（PG）製剤

消化性潰瘍治療薬の作用機序

幽門部／幽門／食物／G細胞／ガストリン／アセチルコリン／選択的ムスカリン受容体

→ 刺激または促進（補充）
→⊗ 遮断（拮抗）または阻害

102

特長3

各疾患の定義や発症機序，疫学など……知っておきたい基礎知識を冒頭でサラッとおさらいできます。

消化性潰瘍とは

胃および十二指腸の粘膜に生じた組織の欠損が，粘膜下層や平滑筋層に達するものを消化性潰瘍という。成因は，胃粘膜を傷害する原因となる攻撃因子（胃酸，ペプシン，*H. pylori*感染，NSAIDsなど）と，胃粘膜を保護する防御因子（粘液・重炭酸，プロスタグランジン，粘膜血流など）のバランスの不均衡である。*H. pylori*感染とNSAIDsが発症の二大要因と考えられている。主な症状は，心窩部痛，悪心・嘔吐，胸やけ，食欲不振などで，出血を伴う場合，吐血，下血，貧血などがみられる。診断は上部消化管X線検査や内視鏡検査により行う。

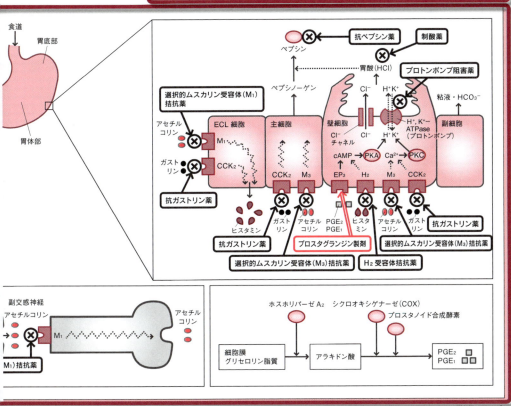

cAMP：サイクリックAMP，CCK_2：コレシストキニン/ガストリンCCK_2受容体，ECL細胞：エンテロクロマフィン様細胞，EP_3：プロスタノイドEP_3受容体，H_2：ヒスタミンH_2受容体，M_1：ムスカリンM_1受容体，M_3：ムスカリンM_3受容体，PGE_1：プロスタグランジンE_1，PGE_2：プロスタグランジンE_2，PKA：プロテインキナーゼA，PKC：プロテインキナーゼC

続いて「本文」では……

本文ではさまざまな薬の作用機序を一つひとつ掘り下げて，わかりやすく解説していきます。さらに，それらの薬を使った薬物治療やそれぞれの薬の位置づけ，代表的な副作用についても併せて理解を深められるようにしました。

特長4

臨床で行われている最新の治療やそのなかでの薬物治療の位置づけ，それぞれの薬の使い分けについて，最新のガイドラインなどを参考としてまとめました。

特長5

本文では，一つひとつの薬にスポットを当て，それぞれがもつ作用機序と特徴を紹介していきます。「薬ごとの作用機序図」も掲載。本文と図を照らし合わせながら読むことで，理解が進みます。

☑ 消化性潰瘍の薬物治療

胃はその構造と機能から，胃底・胃体部と幽門部に〔…〕は胃底腺と呼ばれ，胃酸を分泌する壁細胞，ペプシ〔…〕重炭酸(HCO_3^-)分泌に関与する副細胞などが存在す〔…〕胞(G細胞)が存在し，胃内容物による胃壁の伸展や〔…〕ストリンが分泌される。胃酸の分泌は自律神経(交感〔…〕およびホルモンによって調節されており，消化性潰〔…〕を軽減し，胃内pHを上昇させることにある。

消化性潰瘍の治療は，原則として日本消化器病〔…〕イン2015(改訂第2版)」に従って行う[1]。穿孔・狭〔…〕薬物治療が適応となる。NSAIDs(非ステロイド抗〔…〕は，原因となる薬剤を中止するのが原則である。〔…〕性の場合は，*H. pylori*除菌療法が最優先に行われ〔…〕治療後に薬物治療が開始される。

薬物治療には，*H. pylori*除菌療法と，攻撃因子〔…〕菌療法がある。非除菌療法に使用される薬剤は，〔…〕制酸薬および防御因子増強薬に大別される。攻撃〔…〕ンポンプ阻害薬(PPI)，H_2受容体拮抗薬，選択的〔…〕ン薬)，抗ペプシン薬，制酸薬(酸中和薬)などが〔…〕ロスタグランジン(PG)製剤，粘膜保護薬，組織〔…〕代表的な消化性潰瘍治療薬の分類を表1に示す〔…〕

消化性潰瘍の薬物治療において中心的役割を〔…〕分泌抑制薬のPPIとH_2受容体拮抗薬である。〔…〕PPIは初期治療の第一選択薬として，またH_2受〔…〕て位置づけられている[1]。初期治療でPPIが使〔…〕用が推奨される[1]。その他，選択的ムスカリ〔…〕ファート)，一部の防御因子増強薬(PG製剤〔…〕等の潰瘍治癒効果が認められている[1]。通常〔…〕投与ができない場合は，注射剤が使用できる〔…〕

防御因子増強薬の多くは，単独ではPPIや〔…〕待できないため，消化性潰瘍治療目的で単〔…〕制酸薬と併用されることが多い。

表1 代表的な消化性潰瘍治療薬一覧

分類	一般名
①プロトンポンプ阻害薬(PPI)	オメプラゾール
	ランソプラゾール
	ラベプラゾールナトリウム
	エソメプラゾールマグネシウム〔…〕
	ボノプラザンフマル酸塩
②H_2受容体拮抗薬	ファモチジン
	ラニチジン塩酸塩
	シメチジン
	ロキサチジン酢酸エステル塩酸〔塩〕
	ニザチジン
	ラフチジン
③選択的ムスカリン受容体(M_1, M_3)拮抗薬	ピレンゼピン塩酸塩水和物
	チキジウム臭化物
④抗ガストリン薬	プログルミド
⑤抗ペプシン薬	スクラルファート水和物
	エカベトナトリウム水和物
⑥制酸薬(酸中和薬)	炭酸水素ナトリウム
	沈降炭酸カルシウム
	合成ケイ酸アルミニウム
	乾燥水酸化アルミニウムゲル
	水酸化マグネシウム
⑦プロスタグランジン(PG)製剤	ミソプロストール
⑧粘膜保護薬 組織修復・粘液産生分泌促進薬	スクラルファート水和物
	エカベトナトリウム水和物
	テプレノン
	レバミピド など

☑ 消化性潰瘍治療薬の作〔用機序〕

①プロトンポンプ阻害薬(PPI)

プロトンポンプ(H^+, K^+-ATPase)は壁〔…〕て細胞外のK^+と細胞内のH^+を交換する。また同時にCl^-チ〔…〕胞外にCl^-が流出され胃酸(HCl)が分泌される。

プロトンポンプ阻害薬(PPI)は，壁細胞において胃酸分泌〔…〕トンポンプを特異的かつ持続的に阻害することにより，最も〔…〕す(▶作用機序図A)。従来からある弱塩基性のPPIは消化管〔…〕細胞に入り，分泌細管中に放出された後，酸性下で活性型〔…〕る。スルフェナミドはH^+, K^+-ATPaseのSH基とジスルフィ〔…〕を非可逆的かつ持続的に阻害する。

ボノプラザンフマル酸塩は従来のPPIと異なり，塩基性が〔…〕

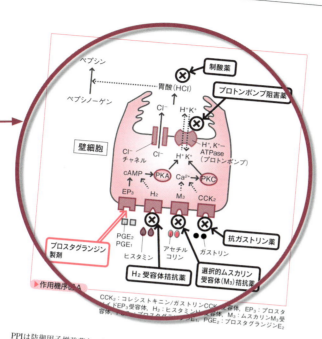

▶作用機序図A

CCK₂：コレシストキニン/ガストリンCCK...
...イドEP₃受容体，EP₃：プロスタ...
容体，...プロスタグランジンE₁，PGE₂：プロスタグランジンE₂

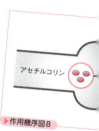

▶作用機序図B

PPIは防御因子増強薬との併用による上乗せ効果は示されておらず，単独投与が推奨されている¹⁾。胃潰瘍では8週間，十二指腸潰瘍では6週間の投与期間制限がある。代謝経路は肝臓であり，主な代謝酵素はCYP2C19とCYP3A4である。主な副作用は便秘，腹部膨満感，悪心などである。

PPIは消化性潰瘍の治療のほか，逆流性食道炎の治療，アスピリン潰瘍やNSAIDs潰瘍の再発予防，H. pylori除菌の補助などに用いられる。

②H₂受容体拮抗薬

エンテロクロマフィン様（ECL）細胞由来のヒスタミンは胃酸分泌において中心的役割を果たしており，壁細胞に豊富に発現するH₂受容体を刺激し，プロテインキナーゼA（PKA）の活性化を介してプロトンポンプを活性化する。

H₂受容体拮抗薬はH₂受容体を遮断することにより，PPIに次いで強力な胃酸分泌抑制作用を示す（▶作用機序図A）。作用発現が早く，特に夜間の酸分泌抑制に有効である。ラフチジン以外の消失経路は腎臓であり，腎障害患者では減量が必要である。主な副作用は便秘・下痢などの消化器症状，頭痛，めまいなどである。シメチジンはCYP3A4やCYP2D6を阻害するため，薬物間相互作用に注意する必要がある。

改めておさらい！薬が働く主な作用点

薬は，体内の特定の部位に結合することで細胞内の機能や細胞間の情報伝達に影響を与え，効果を発揮します。この薬が結合する特定部位のことを作用点といい，受容体，イオンチャネル，イオンチャネル型受容体，トランスポーター，酵素などがあります。

受容体に作用する薬

受容体は細胞膜や細胞内などに存在する蛋白質で，神経伝達物質やホルモンなどの生理活性物質が結合することにより細胞内の機能を調節しています。薬は，生理活性物質の代わりに目的とする臓器・組織の受容体に結合することで効果を現します。

受容体に作用する薬には，受容体の機能を促進する刺激薬・作動薬，その機能を変化させない遮断薬・拮抗薬などがあります。遮断薬・拮抗薬が受容体に結合すると生理活性物質が受容体に結合できなくなり，生理活性物質の作用が抑制されることになります。

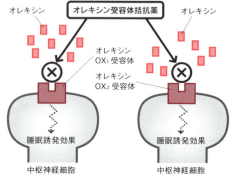

例）オレキシン受容体拮抗薬は，受容体に結合してオレキシン（覚醒を維持・安定化させる神経ペプチド）の受容体への結合を遮断することで，睡眠を誘導します。

イオンチャネルに作用する薬

イオンチャネルは細胞膜にある蛋白質で，膜を通過するポア（小径）を形成しています。細胞膜を貫通して存在して，特定のイオンを通過させるフィルターの役割を果たし，細胞内外のイオン濃度に応じた受動輸送を行います。Ca^{2+}チャネル，K^+チャネル，Na^+チャネル，Cl^-チャネルがあります。

イオンチャネルに作用する薬は，チャネルの開閉に影響を与えることで，イオンの通過を調整して，細胞内の機能を調節することにより効果を現します。

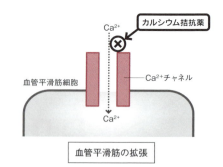

例）カルシウム拮抗薬は，Ca^{2+}チャネルに結合し，血管平滑筋細胞内へのCa^{2+}の流入を抑制することで，末梢動脈を拡張させ，心臓の後負荷を軽減します（虚血性心疾患治療薬としての作用機序）。

イオンチャネル型受容体に作用する薬

　イオンチャネル型受容体は受容体の一つで，イオンチャネル内臓型受容体ともいいます。生理活性物質が結合するとイオンチャネルと同様に，特定のイオンの通過に影響を与えます。
　イオンチャネル型受容体には，$GABA_A$受容体，グルタミン酸受容体，ニコチン(nACh)受容体などがあります。この受容体に作用する薬は，イオンチャネルに作用する薬と同様に細胞内へのイオンの通過を調整し，細胞の機能を調節することにより効果を現します。

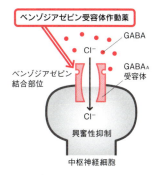

例)ベンゾジアゼピン受容体作動薬は，$GABA_A$受容体のサブユニットに存在するベンゾジアゼピン結合部位に結合することでCl^-チャネルの開放度を増大させます。その結果，中枢神経細胞内へのCl^-流入が増加し，細胞内が過分極になることで，興奮の抑制(鎮静・催眠作用)をもたらします。

トランスポーターに作用する薬

　トランスポーターは，イオンチャネルと同様に細胞内外の物質の輸送に関与しています。イオンチャネルとは異なり，細胞膜を貫通している小径ではなく，細胞内外のどちらかが閉じています。構造変化によって，開閉が交互に起こり，特定の物質を細胞の内外に移動させます。一部のトランスポーターは，ATPなどのエネルギーを活用して濃度勾配に逆らった輸送も行います。
　トランスポーターに作用する薬は，この細胞内外の物質(モノアミン，グルコース，Na^+・K^+・Cl^-などのイオンなど)の輸送に影響を与えることで，効果を発揮します。

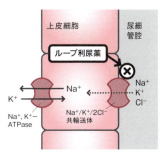

例)ループ利尿薬は，ヘンレループ上行脚に存在する$Na^+/K^+/2Cl^-$共輸送体を阻害することで，上皮細胞内へのNa^+やCl^-の再吸収とそれに伴う水の再吸収を抑制します。

酵素に作用する薬

　酵素は生体内で起こるさまざまな反応を調節している蛋白質です。薬によって酵素の働きが変化すると，それに伴って酵素に関与する物質の反応も変化します。酵素に作用する薬の多くは，酵素の働きを阻害することで効果を発揮します。生理活性物質を分解する酵素を阻害することにより生理活性物質の働きを強めたり，また，疾患の原因となる物質を生合成する酵素を阻害することにより，それらを減少させることによって効果を現します。

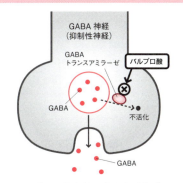

例)バルプロ酸は，抑制性の神経伝達物質GABAを分解して不活化させる酵素(GABAトランスアミラーゼ)を阻害することで，中枢神経細胞内のGABA濃度を高め，抑制性神経機能を増強させます。

Contents

編集・執筆者一覧 ……………………………………………… 2
はじめに ………………………………………………………… 3
本書の特長 ……………………………………………………… 4
改めておさらい！　薬が働く主な作用点 …………………… 8

1. 睡眠薬 …………………………………………………… 12
2. 抗精神病薬 ……………………………………………… 20
3. 抗うつ薬 ………………………………………………… 30
4. 抗てんかん薬 …………………………………………… 38
5. パーキンソン病治療薬 ………………………………… 48
6. 抗認知症薬 ……………………………………………… 58
7. 鎮痛薬 …………………………………………………… 64
8. 降圧薬 …………………………………………………… 72
9. 虚血性心疾患治療薬 …………………………………… 80

⑩ 抗不整脈薬 ················ 86

⑪ 利尿薬 ················ 94

⑫ 消化性潰瘍治療薬 ················ 102

⑬ 糖尿病治療薬 ················ 110

⑭ 抗血栓薬 ················ 120
（抗血小板薬・抗凝固薬・血栓溶解薬）

⑮ 蓄尿障害・排尿障害治療薬 ················ 130

⑯ 甲状腺機能異常治療薬 ················ 138

医薬品名索引 ················ 145
用語索引 ················ 153

本書を読む際にご留意いただきたいこと

- 本書は，「複雑に感じてしまいがちなくすりの作用機序をすっきりと理解すること」を目的に作成しました。そのため，場合によっては"図の厳密さ"はあえて追求せず，ポイントを押さえたうえで図を大幅に簡略化しています。本書の目的をご理解のうえ，お読みいただければ幸いです。
- 本文中の薬剤名（一般名）は，原則として初出のみ正式な名称で表記し，2回目以降は「〜塩」「〜水和物」などを省略して表記しています。

1 睡眠薬

代表的な睡眠薬

- ベンゾジアゼピン受容体作動薬（ベンゾジアゼピン系薬，非ベンゾジアゼピン系薬）
- バルビツール酸系薬
- メラトニン受容体作動薬
- オレキシン受容体拮抗薬
- 抗ヒスタミン薬

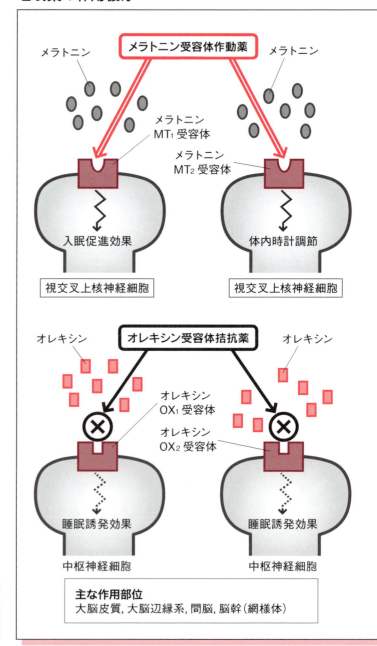

睡眠薬の作用機序

不眠症とは

わが国において不眠の訴えをもつ成人は全体の20％以上に及ぶといわれている。中高年以降で増加し，特に女性に多い傾向がある。不眠は，痛みやかゆみなどと同様に主観的な症状である。不眠により，日中に眠気が生じ，注意力や作業能力などが低下することによって生活に影響を及ぼす場合，治療の対象となる。不眠症治療の目的は，患者の希望する睡眠をとらせることではなく＊，不眠による日中の機能低下を改善することにある。

＊：患者からの訴えの改善を目的として薬物治療を行うと，睡眠薬の多種・多量投与に陥る可能性があるので注意する[1]。

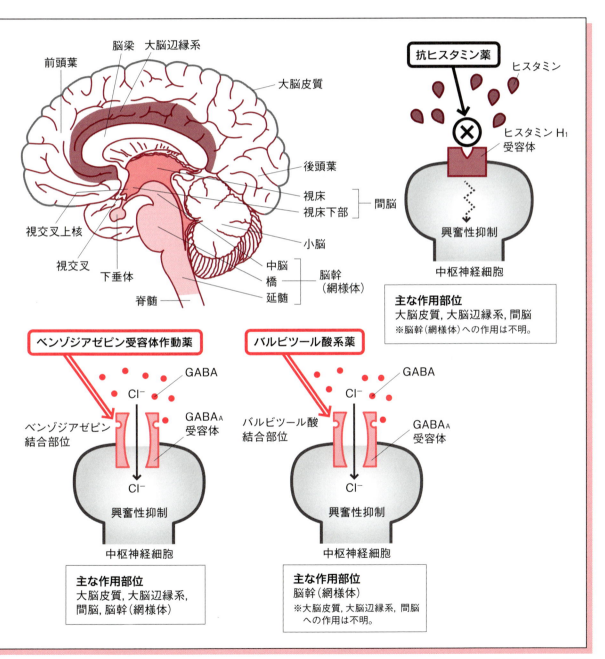

GABA：γ-アミノ酪酸

☑ 不眠症の薬物治療

① 不眠症の症状と原因

　不眠症は，臨床症状(タイプ)別に，①入眠障害，②中途覚醒，③早朝覚醒，④熟眠障害に分けられる(表1)[2]。また，その持続期間から，一過性不眠(数日間)，短期不眠(1〜3週間)，長期不眠(1カ月以上)に大別される。不眠症はさまざまな原因が引き金になって生じる。それには①身体的原因，②生理的原因，③心理的原因，④精神医学的原因，⑤薬理学的原因などが挙げられる(表2)。

表1　不眠の臨床症状(タイプ別)分類

入眠障害[*]	：就寝後，入眠までに30分〜1時間以上かかり，苦痛を感じている状況
中途覚醒	：就眠中何度も目が覚める状況
早朝覚醒	：朝早く目が覚め(通常の2時間以上前)，その後眠ることができない状況
熟眠障害	：十分な睡眠時間はとっているが，熟眠感が得られない状況

[*]：患者からの訴えで最も多い

(睡眠障害の診断・治療ガイドライン研究会　内山 真 編：睡眠障害の対応と治療ガイドライン 第2版 pp155-156, じほう, 2012を参考に作成)

表2　不眠症の原因

身体的原因	：疼痛，発熱，かゆみ，咳などの苦痛，睡眠時無呼吸など
生理的原因	：時差，交代勤務，短期的な入院などの環境の変化など
心理的原因	：ストレス，不安，恐怖などによる緊張の高まりなど
精神医学的原因	：気分障害，不安障害，統合失調症など
薬理学的原因	：薬物の副作用としての不眠，カフェイン，アルコール[*]など

[*]：アルコールは催眠作用を有するが持続時間が2〜4時間と短く，その後は，覚醒作用を示す

② 不眠症の治療

　不眠症の治療に際しては，①まず，不眠の原因を鑑別してその原因を取り除くことが最優先となる。そして，②不眠を誘発させる生活習慣の改善を行う〔厚労省の研究班より，「睡眠障害対処 12の指針」(表3)が示されている〕。それでも日中の眠気や注意力の低下などにより日常生活に影響を及ぼす場合に，③睡眠薬による薬物治療を行うことになる。

　睡眠薬はその化学構造式，作用機序から，ベンゾジアゼピン受容体作動薬，バルビツール酸系薬，メラトニン受容体作動薬，オレキシン受容体拮抗薬，抗ヒスタミン薬(睡眠改善薬)などに分類される。代表的な睡眠薬の分類を表4に示す。睡眠薬の投与は単剤が原則で，投与量は，最低用量から開始し常用量の範囲内とすることが望ましい。睡眠薬は，常用量で標的受容体を十分に占有するので，増量しても効果は増強せず，逆にふらつきなどの副作用が増強することになる。睡眠薬による治療は，あくまでも不眠症に対する対症療法であることに留意すべきである。

表3　睡眠障害対処 12の指針

1. 睡眠時間は人それぞれ，日中の眠気で困らなければ十分
2. 刺激物を避け，眠る前には自分なりのリラックス法
3. 眠たくなってから床に就く，就床時刻にこだわりすぎない
4. 同じ時刻に毎日起床
5. 光の利用で良い睡眠
6. 規則正しい3度の食事，規則的な運動習慣
7. 昼寝をするなら，15時前の20～30分
8. 眠りが浅いときは，むしろ積極的に遅寝・早起きに
9. 睡眠中の激しいいびき・呼吸停止や足のぴくつき・むずむず感は要注意
10. 十分眠っても日中の眠気が強いときは専門医に
11. 睡眠薬代わりの寝酒は不眠のもと
12. 睡眠薬は医師の指示で正しく使えば安心

(厚生労働省 精神・神経疾患研究委託費「睡眠障害の診断・治療ガイドライン作成とその実証的研究」，平成13年度研究報告書より)

表4　代表的な睡眠薬一覧

分類		一般名	代表的な商品名
ベンゾジアゼピン受容体作動薬（ベンゾジアゼピン系薬，非ベンゾジアゼピン系薬）	超短時間型	ゾルピデム酒石酸塩*	マイスリー
		ゾピクロン*	アモバン
		エスゾピクロン*	ルネスタ
		トリアゾラム	ハルシオン
	短時間型	リルマザホン塩酸塩水和物	リスミー
		ロルメタゼパム	エバミール，ロラメット
		ブロチゾラム	レンドルミン
	中間型	エスタゾラム	ユーロジン
		ニトラゼパム	ネルボン，ベンザリン
		フルニトラゼパム	サイレース，ロヒプノール
	長時間型	クアゼパム	ドラール
		ハロキサゾラム	ソメリン
		フルラゼパム塩酸塩	ダルメート
バルビツール酸系薬		ペントバルビタールカルシウム	ラボナ
		アモバルビタール	イソミタール
メラトニン受容体作動薬		ラメルテオン	ロゼレム
オレキシン受容体拮抗薬		スボレキサント	ベルソムラ
抗ヒスタミン薬		ジフェンヒドラミン塩酸塩	ドリエル**

＊：非ベンゾジアゼピン系薬
＊＊：睡眠改善薬(OTC医薬品)

☑ 睡眠薬の作用機序と特徴

①ベンゾジアゼピン受容体作動薬[2〜5]

　　ベンゾジアゼピン(BZ)受容体作動薬は，鎮静・催眠作用，抗不安作用，抗痙攣作用などの幅広い薬理作用を有し，このうち鎮静・催眠作用の強いものが睡眠薬として使用される。BZ受容体作動薬は，化学構造としてBZ骨格を有するBZ系薬と有していない非

BZ系薬に分類される。また，生物学的半減期($t_{1/2}$)により，超短時間型(2〜4時間)，短時間型(6〜10時間)，中間型(12〜24時間)，長時間型(24時間以上)の4つに分類される。

　BZ受容体作動薬は，主に大脳皮質，大脳辺縁系に多く存在する$GABA_A$受容体のサブユニットに存在するBZ結合部位に結合することにより作用が発現する。BZ受容体作動薬がBZ結合部位に結合すると，$GABA_A$受容体を介してCl^-チャネルの開放度が増大し，細胞内へのCl^-の流入が増加する。その結果，細胞内が過分極となり，興奮が抑えられ，鎮静・催眠作用が発現することになる（▶作用機序図A）。

　BZ受容体作動薬は，即効性があり，有効性および安全性に優れていることから，臨床で最も頻用されている睡眠薬である。入眠障害には超短時間型・短時間型が，中途覚醒や早朝覚醒に伴う熟眠障害には中間型・長時間型が推奨されている。

　BZ受容体作動薬の副作用は，持ち越し効果による日中の眠気，ふらつき，脱力感，倦怠感，頭重感など，薬理作用の延長上にあるものがほとんどである。持ち越し効果は作用時間が長い睡眠薬や高齢者ほど出現しやすい。また，前向性健忘，反跳性不眠・退薬症候などの副作用がある。近年，治療用量の長期使用による臨床用量依存が問題視されている。長期使用の妥当性（安全性と有効性）を十分考慮し，漫然と使用しないよう注意する必要がある。

② バルビツール酸系薬 [2〜5)]

　バルビツール酸系薬は，主に脳幹（網様体）を抑制することによって睡眠を誘導する。バルビツール酸系薬は$GABA_A$受容体のサブユニットのバルビツール酸結合部位に結合することにより，Cl^-チャネルの開口時間を延長させる。それにより，細胞内へのCl^-の流入が増加し，鎮静・催眠作用が発現する（▶作用機序図A）。

　バルビツール酸系薬は，優れた催眠作用を有する反面，①耐性形成が早く，依存に陥る危険性が高い，②離脱時に退薬症候を生じやすい，③安全域が狭いため多量服用による致死的な危険性がある，などの欠点のために，近年，使用量が減少している。その使用は，不穏や興奮状態にある患者の救急的な鎮静や，急性で短期間の改善が期待できる場合に限られる。

③ メラトニン受容体作動薬 [2〜5)]

　メラトニン受容体作動薬は，視床下部の視交叉上核のメラトニンMT_1およびMT_2受容体に選択的に作用する（▶作用機序図B）。MT_1受容体は催眠作用（入眠促進効果），MT_2受容体は概日リズム改善（体内時計調節）作用に関与していると考えられており，睡眠-覚醒リズムに働きかけることで，鎮静作用ではない自然に近い生理的な睡眠を誘導する。

　BZ受容体作動薬に比べ催眠作用は弱いが，反跳現象や依存，奇異反応などを生じないため安全性が高いといわれている。主な副作用は傾眠，頭痛，倦怠感，浮動性めまいである。食後投与で血中濃度が低下することが報告されているため，食事と同時または

①睡眠薬

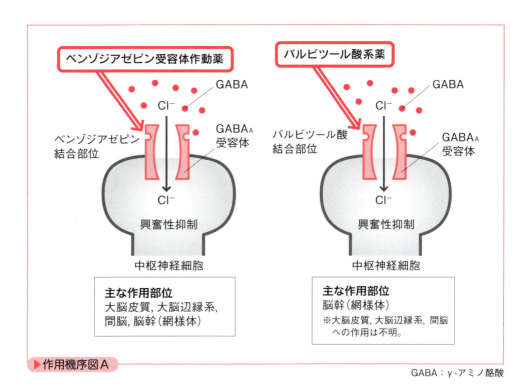

▶作用機序図A

GABA：γ-アミノ酪酸

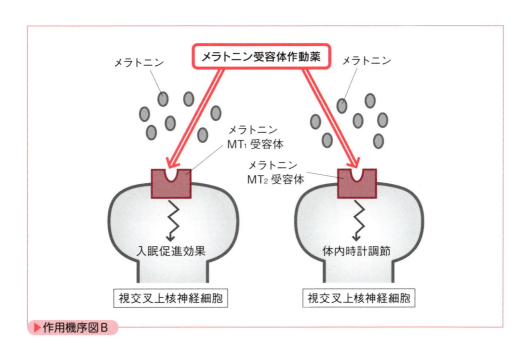

▶作用機序図B

食直後の服用は避ける必要がある。主に肝臓で代謝されるため，高度な肝機能障害のある患者への投与は禁忌である。主な代謝酵素はCYP1A2であり，フルボキサミンマレイン酸塩との併用は禁忌である。

④ オレキシン受容体拮抗薬 [3〜5]

　オレキシンは，覚醒を維持・安定化させる神経ペプチドである。スボレキサントはオレキシンの受容体（OX_1受容体およびOX_2受容体）への結合を選択的に遮断し，オレキシンニューロンの神経支配を受けている覚醒神経核を抑制することにより，睡眠を誘導する（▶作用機序図C　）。

　主な副作用として，傾眠，頭痛，浮動性めまい，疲労などがある。また，入眠時幻覚（就床後間もなく，自覚的には半分目が覚めているにもかかわらず，生々しい現実感を伴った鮮明な夢をみる状態）や睡眠時麻痺（入眠時，通常は入眠時幻覚による不安・幻覚体験に一致して，全身の脱力が起こる状態）が報告されているため，注意が必要である。食後投与において血中濃度が低下し，入眠効果の発現が遅れる可能性があるため，食事と同時または食直後の服用は避ける必要がある。主な代謝酵素はCYP3Aであり，CYP3Aを強く阻害する薬剤（イトラコナゾール，クラリスロマイシン，リトナビル，ネルフィナビル，インジナビル，テラプレビル，ボリコナゾール）との併用は禁忌である。

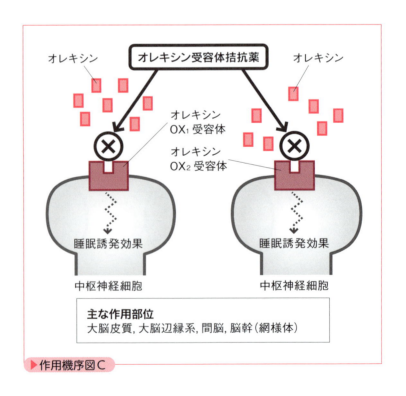

▶作用機序図C

⑤ 抗ヒスタミン薬 [3), 5)]

　抗ヒスタミン薬がもつ，眠気を催す作用を応用して開発された薬剤である。主に大脳皮質，大脳辺縁系のヒスタミンH_1受容体を遮断することにより催眠作用を示す（▶作用機序図D）。一時的な不眠症状の緩和に効果のある睡眠改善薬で，OTC医薬品として市販されている。

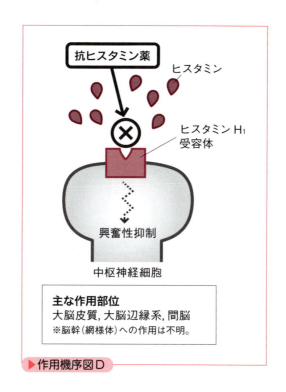

▶作用機序図D

引用文献

1) 田ヶ谷浩邦, 村山憲男, 他：不眠・不眠症. 薬局, 69：654-663, 2018
2) 睡眠障害の診断・治療ガイドライン研究会　内山 真 編：睡眠障害の対応と治療ガイドライン 第2版, pp3-184, じほう, 2012
3) 黒田ちか江, 黒山政一：不眠・不眠症―治療薬の薬理と薬学管理上の注意点―. 薬局, 68：667-677, 2017
4) 黒田ちか江, 黒山政一：睡眠薬. 違いがわかる！　同種・同効薬 改訂第2版（黒山政一, 大谷道輝 編）, pp133-151, 南江堂, 2015
5) 仙波純一：睡眠薬の作用機序. 精神科治療学, 29：1353-1358, 2014

参考文献

6) 石井邦雄：睡眠薬. はじめの一歩のイラスト薬理学, pp73-78, 羊土社, 2013
7) 田中千賀子：抗不安薬・催眠薬. NEW薬理学 改訂第7版（田中千賀子, 加藤隆一 編）, pp318-334, 南江堂, 2017

（黒山 政一）

② 抗精神病薬

代表的な抗精神病薬

定型抗精神病薬（定型薬）
非定型抗精神病薬（非定型薬）
- セロトニン・ドパミン遮断薬（SDA）
- 多元受容体作用抗精神病薬（MARTA）
- ドパミン受容体部分作動薬（DPA）
- セロトニン・ドパミンアクティビティモジュレーター（SDAM）

 刺激または促進（補充）
 遮断（拮抗）または阻害

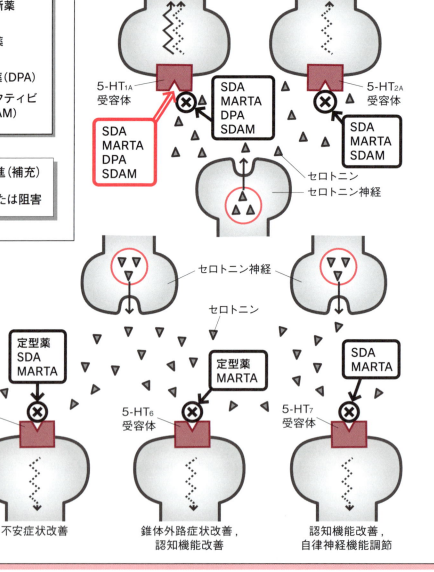

抗精神病薬の作用機序

統合失調症とは

統合失調症の生涯有病率は約1％といわれ，最も一般的な精神疾患の一つで，発病のピークは，10歳代後半～30歳代前半である。症状は，急性期の陽性症状（幻覚，妄想，錯乱など）と慢性期の陰性症状（感情の平板化，思考の貧困，意欲の低下など）に分けられ，思考障害，抑うつ，不安などの症状が混在する場合がある。仕事の能力，社会的活動の能力，日常生活全般の能力の低下も来す。病因は十分には明らかではないが，何らかの遺伝的要因と環境的要因の相互作用によって，脳の神経伝達系に障害が生じて発病すると考えられている。

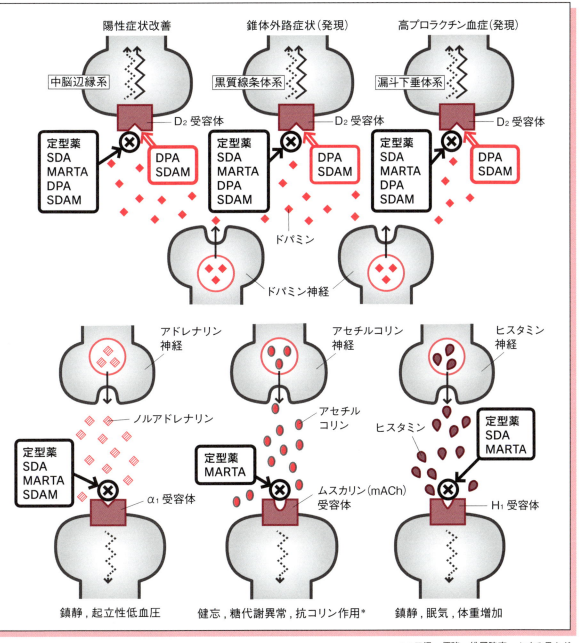

＊：口渇，便秘，排尿障害，かすみ目など

✅ 統合失調症の薬物治療

① 統合失調症の発症機序

　脳内には，①中脳辺縁系，②中脳皮質系，③黒質線条体系，④漏斗下垂体系の4つのドパミン神経経路がある。統合失調症の陽性症状の発現には，脳内の中脳辺縁系ドパミン神経の活動過剰（ドパミン仮説）が，陰性症状の発現には中脳皮質系ドパミン神経の活動低下（グルタミン酸仮説*）が関与していると考えられている。

＊：グルタミン酸（NMDA）受容体の機能低下が生じると，グルタミン酸神経の過活動が生じ，抑制系のGABA神経が過活動となり，中脳皮質系ドパミン神経が抑制されることによって陰性症状が発現する。

② 統合失調症の治療

　統合失調症の治療の目標は，①症状の軽減または除去，②生活の質（QOL）の確保，③人生目標（仕事，人間関係など）の回復を支援することにより，社会復帰を実現させることである。薬物療法，身体療法（電気ショック療法），精神療法やリハビリテーションなどを組み合わせた多面的なアプローチが行われる。なかでも，抗精神病薬による薬物治療が中心的な役割を果たし，急性期から再発予防の維持期まで，すべての段階で重要な役割を担っている。

　現在，わが国で使用できる抗精神病薬は約30種類あり（表1），定型抗精神病薬（以下，定型薬。第一世代抗精神病薬または従来型抗精神病薬とも呼ばれる）と非定型抗精神病薬（以下，非定型薬。第二世代抗精神病薬または新規抗精神病薬とも呼ばれる）に分類される。

　抗精神病薬の投与[1]に際して，初発の統合失調症では，定型薬より非定型薬が勧められる。低用量で治療を開始し，効果判定しながら漸増する。再発・再燃時は，忍容性の範囲内かつ推奨用量の範囲内で最大限増量し，増量後2～4週間は反応を待ち，8週間後も反応がなければ他剤へ切り替える。向精神薬もしくは他の抗精神病薬との併用による治療の効果は不確実で，副作用が増強する可能性があるため，原則として単剤治療が推奨される。維持期では，抗精神病薬の継続服薬が勧められる。アドヒアランスの低下による再燃や患者が希望する場合は持効性注射薬の使用も考慮する。

✅ 定型抗精神病薬の作用機序と特徴 〔表2（p.25）〕[2]

　代表的な定型薬としてハロペリドール，クロルプロマジンがあり，主に中脳辺縁系に存在するドパミンD_2受容体を強力に遮断することで過剰な活動を抑制し，主に幻覚・妄想などの陽性症状を軽減する（▶作用機序図A）。

　また，非定型薬と比較し，黒質線条体系，漏斗下垂体系のD_2受容体を遮断することにより（▶作用機序図A），錐体外路症状（薬剤性のパーキンソニズムなど）や高プロラクチン血症などを発現させ，患者のQOLを低下させる可能性が高い。さらに，アドレナリンα_1受容体，ムスカリン（mAch）受容体，ヒスタミンH_1受容体を遮断することで，起立性低血圧，抗コリン作用，健忘，眠気・鎮静，体重増加などを発現させる可能性が

表1 代表的な抗精神病薬一覧

分類		一般名	代表的な商品名
定型抗精神病薬	フェノチアジン系	クロルプロマジン塩酸塩	コントミン，ウインタミン
		レボメプロマジンマレイン酸塩	ヒルナミン，レボトミン
		プロペリシアジン	ニューレプチル
		ペルフェナジン	ピーゼットシー，トリラホン
		プロクロルペラジン	ノバミン
		フルフェナジン	フルメジン
	ブチロフェノン系	ハロペリドール	セレネース
		ブロムペリドール	インプロメン
		スピペロン	スピロピタン
		ピパンペロン塩酸塩	プロピタン
		チミペロン	トロペロン
	ベンザミド系	スルピリド	ドグマチール
		チアプリド塩酸塩	グラマリール
		ネモナプリド	エミレース
		スルトプリド塩酸塩	バルネチール
	イミノジベンジル系	クロカプラミン塩酸塩水和物	クロフェクトン
		モサプラミン塩酸塩	クレミン
	その他	ピモジド	オーラップ
		オキシペルチン	ホーリット
		ゾテピン	ロドピン
非定型抗精神病薬	セロトニン・ドパミン遮断薬（SDA）	リスペリドン	リスパダール
		パリペリドン	インヴェガ
		ペロスピロン塩酸塩水和物	ルーラン
		ブロナンセリン	ロナセン
	多元受容体作用抗精神病薬（MARTA）	クエチアピンフマル酸塩	セロクエル
		オランザピン	ジプレキサ
		アセナピンマレイン酸塩	シクレスト
		クロザピン	クロザリル
	ドパミン受容体部分作動薬（DPA）	アリピプラゾール	エビリファイ
	セロトニン・ドパミンアクティビティモジュレーター（SDAM）	ブレクスピプラゾール	レキサルティ

ある（▶作用機序図B）。

ハロペリドールは，D_2受容体の遮断作用が特に強く，治療用量が少なく，高力価群に分類される。低力価群と比較し，錐体外路症状の発現リスクが高いが，眠気，抗コリン作用，起立性低血圧の危険性は比較的低い。クロルプロマジンは，D_2受容体遮断作用が比較的弱く，治療に高用量が必要で，低力価群に分類される。高力価群と比較し，錐体外路症状の危険性が比較的低いが，鎮静，起立性低血圧，抗コリン作用の危険性が高い。催眠作用を目的に使用される場合がある。

☑ 非定型抗精神病薬の作用機序と特徴（表2）[2]

多くの非定型薬は，中脳辺縁系に存在するD_2受容体を遮断することにより陽性症状

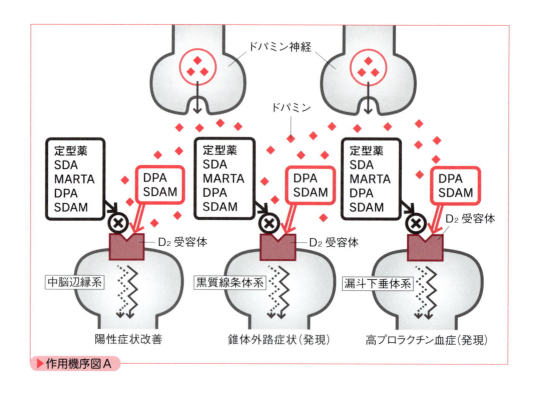

▶作用機序図A

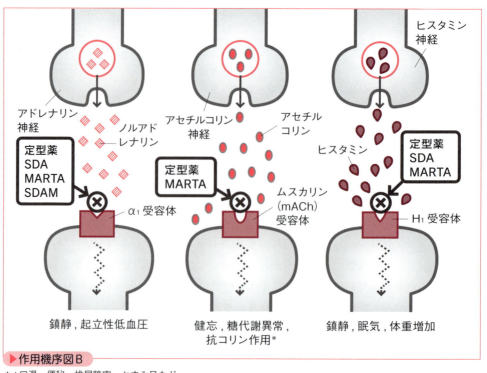

▶作用機序図B

＊：口渇，便秘，排尿障害，かすみ目など

表2　各抗精神病薬の受容体への親和性

分類		薬品名	D_2	$5\text{-}HT_{1A}$	$5\text{-}HT_{2A}$	$5\text{-}HT_{2C}$	$5\text{-}HT_6$	$5\text{-}HT_7$	α_1	mACh	H_1
定型薬		クロルプロマジン	++	−	+	++	++	+	+++	+	+++
定型薬		ハロペリドール	+++	−	+	−	−	−	+	−	−
非定型薬	SDA	リスペリドン	++	+	+++	+	−	++	++	−	++
非定型薬	SDA	パリペリドン	++	+	+++	+	−	++	++	−	+
非定型薬	SDA	ペロスピロン	+++	++	+++	++	−	−	++	−	++
非定型薬	SDA	ブロナンセリン	+++	−	+++	+	+	−	−	−	−
非定型薬	MARTA	オランザピン	+	−	++	++	++	−	+	+	++
非定型薬	MARTA	クエチアピン	+	+	+	−	−	−	+	−	+
非定型薬	MARTA	クロザピン	+	+	++	+	++	+	+	+	++
非定型薬	MARTA	アセナピン	+++	++	+++	+++	+++	+++	++	−	++
非定型薬	DPA	アリピプラゾール	+++	++	+	+	−	+	+	−	+

−：親和性低い，またはデータなし

〔久住一郎：抗精神病薬の薬理作用と効果．別冊日本臨牀　精神医学症候群(第2版)I, 37：373-377, 2017を参考に作成〕

を軽減する(▶作用機序図A)。また，主にセロトニン5-HT_{2A}受容体を遮断することによって，中脳皮質系ドパミン神経の活動を活性化させ，陰性症状を改善する(▶作用機序図C)。また，5-HT_{2A}受容体の遮断作用によって，黒質線条体系，漏斗下垂体系のドパミン神経を活性化させ，抗精神病薬の副作用である錐体外路症状や高プロラクチン血症などを軽減する(中脳辺縁系のドパミン神経は，セロトニン神経の抑制を受けていないため，5-HT_{2A}受容体を遮断しても抗精神病作用が減弱することはない[3])。

非定型薬には，D_2受容体だけでなく5-HT_{2A}受容体遮断作用を有するセロトニン・ドパミン遮断薬(serotonin dopamine antagonist：SDA)，セロトニン・ドパミン受容体を含む種々の受容体に作用する多元受容体作用抗精神病薬(multi-acting receptor targeted antipsychotics：MARTA)，ドパミン機能系を安定化するドパミン受容体部分作動薬(dopamine partial agonist：DPA)，さらにセロトニン・ドパミンアクティビティモジュレーター(SDAM)がある。

非定型薬の登場により，統合失調症の治療のゴールは精神症状の制御からQOL改善と社会復帰の促進に変化したといえる。現在，非定型薬が統合失調症の薬物治療の中心になっている。しかし，一部の非定型薬では，体重増加，肥満，血糖値上昇，糖尿病の悪化など代謝異常の副作用報告があり，慎重に使用する必要がある。

①セロトニン・ドパミン遮断薬(SDA)

a) リスペリドン

最も代表的な非定型薬の一つである。多くの剤形があり，患者背景に適した選択が可能である。D_2受容体遮断作用に比べ，相対的に5-HT_{2A}受容体の遮断作用が強く，α_1受容体，H_1受容体に対しても親和性を示す(▶作用機序図B, C)。mACh受容体への親和性は低い。

臨床使用において，他の非定型薬よりプロラクチン上昇のリスクが高いことが報告さ

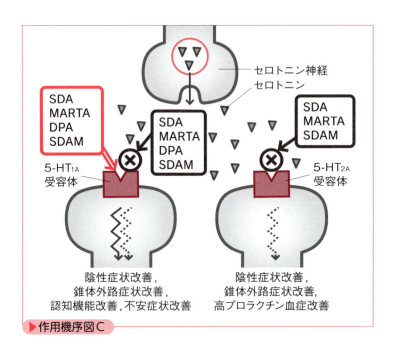

▶作用機序図C

れている[4]。高用量では，錐体外路症状が発現しやすい。眠気，体重増加，起立性低血圧がみられるが，抗コリン性の副作用は少ない。統合失調症に加え，小児の自閉スペクトラム症に伴う易刺激性の適応を有している。

b) パリペリドン

リスペリドンの主要代謝物で，非定型薬のなかで唯一の腎排泄型薬剤である。浸透圧を利用した放出制御システム（OROS）による放出制御型徐放錠で，1日1回，朝の服用で安定した血中濃度が得られる。D_2受容体遮断作用に比べ，相対的に$5\text{-}HT_{2A}$遮断作用が強く（▶作用機序図C），α_1受容体に対しても親和性を示す（▶作用機序図B）。臨床使用において，他の非定型薬よりプロラクチン上昇のリスクが高いことが報告されている[3]。

c) ペロスピロン

陽性症状，陰性症状のほか，不安・抑うつに対する改善効果が期待できる。D_2受容体遮断作用に比べ，相対的に$5\text{-}HT_{2A}$遮断作用が強く，$5\text{-}HT_{1A}$，$5\text{-}HT_{2C}$受容体への親和性も高い（▶作用機序図C, D）。α_1受容体，H_1受容体に対しても親和性を示す（▶作用機序図B）。

リスペリドン，パリペリドンより，D_2受容体遮断作用が比較的強いが，錐体外路症状，高プロラクチン血症の発現は少ないといわれている。半減期が短く，1日3回の投与が推奨されている。

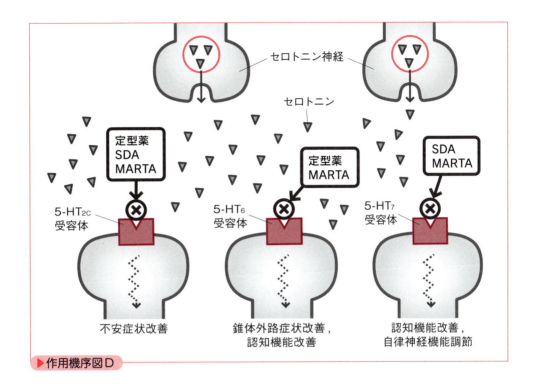
▶作用機序図D

d) ブロナンセリン

わが国で開発された非定型薬である。他のSDAと比較すると，5-HT$_{2A}$受容体遮断作用よりも相対的にD$_2$受容体の遮断作用が強いため，ドパミン・セロトニン遮断薬（DSA）と呼ばれることがある（▶作用機序図A, C）。α$_1$受容体への親和性は低く，H$_1$およびmACh受容体にはほとんど作用しない。

眠気，過鎮静，食欲増加，低血圧，口渇，便秘などの副作用が少ないと考えられる。主要代謝酵素がCYP3A4のため，一部のCYP3A4を阻害する薬剤との併用は禁忌である。

② 多元受容体作用抗精神病薬（MARTA）

a) クエチアピン

著しい血糖値の上昇，糖尿病ケトアシドーシス，糖尿病性昏睡などの重大な副作用が発現する恐れがあるため，糖尿病の患者や，糖尿病の既往のある患者へは禁忌である。5-HT$_{2A}$受容体をはじめ，α$_1$受容体やH$_1$受容体など広範囲の各種受容体に作用するが，親和性は比較的低い。体重増加，眠気，注意力低下などを来すことがある一方，錐体外路症状，内分泌系への副作用は比較的少ない。

b) オランザピン

著しい血糖値の上昇，糖尿病ケトアシドーシス，糖尿病性昏睡などの重大な副作用が発現する恐れがあり，糖尿病の患者や，糖尿病の既往のある患者へは禁忌である。D_2受容体および5-HT_{2A}受容体に加え，H_1受容体，5-HT_{2C}受容体，mAch受容体など広範囲の各種受容体に作用する。

臨床使用において，他の非定型薬より体重増加の副作用が多いことが報告されている[3]。眠気，注意力低下などを来すことがある。統合失調症に加え，小児の自閉スペクトラム症に伴う易刺激性，双極性障害の躁症状とうつ症状の改善に適応を有する。

c) アセナピン

抗精神病薬として，わが国初の舌下錠で，速やかに口腔粘膜から吸収される。最高血中濃度到達時間が約1時間のため，急性期の治療にも効果が期待できる。D_2受容体および5-HT_{2A}受容体のみならず広範囲の各種受容体に高い親和性を示す。

5-HT_1受容体，5-HT_{2C}受容体，$α_1$受容体，H_1受容体の遮断作用も有しているが，mAch受容体への親和性はほとんどない。陽性症状，陰性症状のほか，不安，抑うつ症状を改善する。抗コリン作用は少ないと考えられる。バイオアベイラビリティの低下を防ぐため，舌下投与後10分間は飲食を避ける必要がある。

d) クロザピン

治療抵抗性統合失調症に対する第一選択薬である[1]。D_2受容体に対する親和性は比較的低く，5-HT_{2A}受容体，H_1受容体に対して高い親和性を示す。他のセロトニン受容体（5-HT_6など），mAch受容体，$α_1$受容体を含む多くの受容体に対しても遮断作用を示す。

重大な副作用として無顆粒球症，心筋炎，糖尿病ケトアシドーシスなどが報告されており，使用に際しては，クロザリル患者モニタリングサービス（CPMS）の利用が義務づけられている。また，原則として投与開始後18週間は入院管理下で投与を行う。

③ ドパミン受容体部分作動薬（DPA）

アリピプラゾールは，D_2受容体に高い親和性を示し，他の受容体への親和性は比較的低い（ ▶作用機序図A ）。ドパミン神経伝達が過剰の場合にはD_2受容体アンタゴニストとして，低下している場合にはアゴニストとして作用する。ドパミン機能を安定化させるので，ドパミンシステム・スタビライザー（dopamine system stabilizer：DSS）と呼ばれることがある。

著しい血糖値の上昇から，糖尿病ケトアシドーシス，糖尿病性昏睡などの重大な副作用が発現する恐れがある。統合失調症に加え，双極性障害における躁症状の改善の適応を有している。錐体外路症状，高プロラクチン血症，過鎮静などの副作用は発現しづらい。

④セロトニン・ドパミンアクティビティモジュレーター(SDAM)

　ブレクスピプラゾールは，D_2受容体，$5-HT_{1A}$受容体，$5-HT_{2A}$受容体に対する親和性が高く，D_2受容体，$5-HT_{1A}$受容体に対しては部分アゴニストとして，$5-HT_{2A}$受容体に対してはアンタゴニストとして作用する(▶作用機序図A, C)。アリピプラゾールと比較して，セロトニン受容体への作用が強い。また，$α_1$受容体に対して高い親和性を示すが，mAChR受容体に対してはほとんど親和性を示さない(▶作用機序図B)。薬理学的な特性から，統合失調症の治療における体重増加，糖代謝障害やアカシジアを含む錐体外路症状の軽減が期待されている。

引用文献
1) 日本神経精神薬理学会 編：統合失調症薬物治療ガイドライン, pp1-92, 医学書院, 2016
2) 久住一郎：抗精神病薬の薬理作用と効果. 別冊日本臨牀　精神医学症候群(第2版)Ⅰ, 37：373-377, 2017
3) 仙波純一, 松浦正人, 他 監訳：抗精神病薬. ストール精神薬理学エッセンシャルズ―神経科学的基礎と応用 第4版, pp147-257, メディカル・サイエンス・インターナショナル, 2015
4) Leucht S, Cipriani A, et al.：Comparative efficacy and tolerability of 15 antipsychotic drugs in schizophrenia：a multiple-treatments meta-analysis. Lancet, 382：951-962, 2013

参考文献
5) 石井邦雄：中枢神経系に作用する薬. はじめの一歩のイラスト薬理学, pp59-100, 羊土社, 2013
6) 白川治, 田中千賀子：抗精神病薬. NEW薬理学 改訂第7版(田中千賀子, 加藤隆一, 他 編), pp218-235, 南江堂, 2017
7) 中村純 監：統合失調症. 薬がみえる vol.1(医療情報科学研究所 編), pp218-235, メディックメディア, 2014
8) 黒山政一, 香取祐介：心と神経系に作用する薬. 初めの一歩は絵で学ぶ 薬理学, pp21-46, じほう, 2014

（黒山 政一）

3 抗うつ薬

代表的な抗うつ薬

- 三環系抗うつ薬
- 四環系抗うつ薬（マプロチリン，ミアンセリン，セチプチリン）
- その他の抗うつ薬（トラゾドン）
- 選択的セロトニン再取り込み阻害薬（SSRI）
- セロトニン・ノルアドレナリン再取り込み阻害薬（SNRI）
- ノルアドレナリン・セロトニン作動性抗うつ薬（NaSSA）

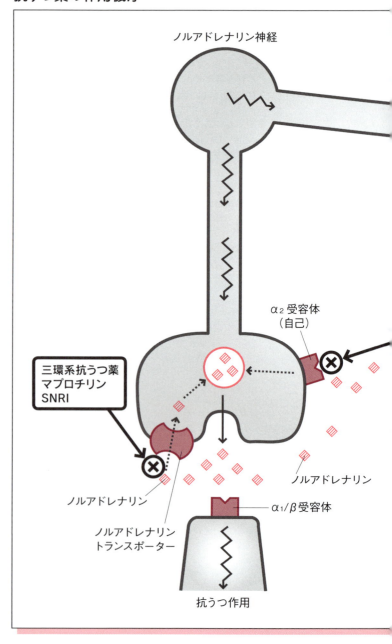

抗うつ薬の作用機序

 遮断（拮抗）または阻害

うつ病とは

　うつ病とは，病的な抑うつ状態が持続し，かつ，それが繰り返されることによって，社会生活に支障を及ぼす疾患である。うつ病は，決してまれな病気ではなく，生涯罹患率は約6.5％（約15人に1人）である。20歳代と50歳代に初発のピークがあり，女性の罹患率が高い。原因は不明であるが，発症には遺伝的素因のほか，病前の性格や環境的な因子（養育体験と発症前の精神的な打撃）が大きな比重を占めていると考えられている。治療により寛解も得られるが，再発しやすく，自殺の危険性が高い疾患である。

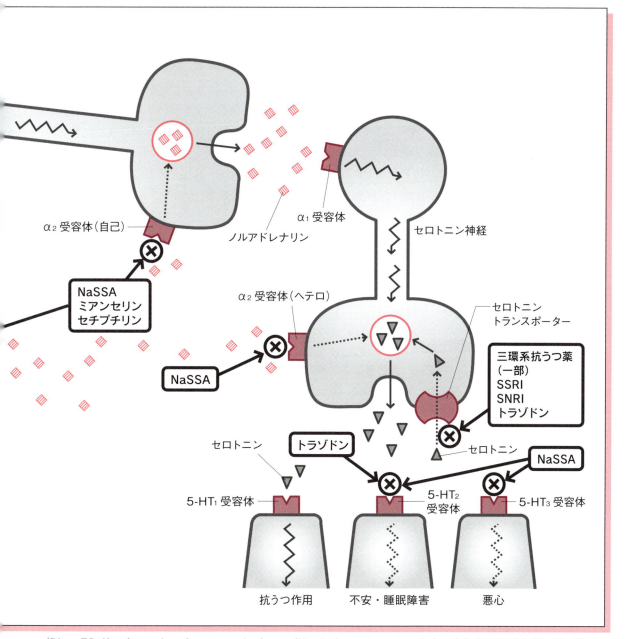

（Dinan TG：Noradrenergic and serotonergic abnormalities in depression：stress-induced dysfunction?. J Clin Psychiatry，57（Suppl4）：14-18, 1996を参考に作成）

☑ うつ病の病態と治療

① うつ病の病態

　うつ病は，うつ病性障害，大うつ病性障害，単極性うつ病などと呼ばれることもあり，躁うつ病（双極性障害）とともに「気分障害」としてひとまとめとして扱われることが多かった。しかし，2013年改訂の米国医学会のDSM-5（精神疾患の診断・統計マニュアル）では，うつ病と躁うつ病（双極性障害）は別個に扱われることとなり，「気分障害」という章もなくなった。

　うつ病は，病前の性格として，几帳面，熱中性，強い責任感，勤勉などの人が発症しやすいといわれている。発症の契機としては，受験の失敗，失恋，仕事上のトラブル，家族との死別などの精神的な打撃が挙げられ，女性では妊娠，出産，更年期などが契機となることが多い。

　うつ病の抑うつ気分は，朝方が最も強く，夕方になるとやや軽快するという日内変動がみられる。不眠（特に，早朝覚醒），食欲不振，倦怠感，体重減少などの身体症状が初期症状として発現しやすい。周囲のことに関心や興味がなくなり，何をするのも億劫になって，行動力の低下もみられる。また，些細な決断にも時間を要したり，思考内容が悲観的になり，不安感や焦燥感などが強くなることがある。「死んでしまいたい」という気持ち（自殺念慮）を多くの患者が抱く。

　うつ状態は，甲状腺機能低下症，副腎皮質機能障害，電解質異常など身体疾患，中枢神経系疾患や薬物（レセルピン，α-メチルドーパ，インターフェロン，副腎皮質ステロイド，ジスルフィラムなど）により生じることがあるため，これらとの鑑別にも留意する必要がある。

② うつ病の治療

　うつ病においては，薬物療法が治療の中心的な役割を果たしている。薬物治療で十分な効果がみられない場合などに，電気痙攣療法（electroconvulsive therapy：ECT）が実施されることがある。うつ病患者では，心身の休養がとても重要で，精神面からの働きかけも大切となる。「励まし」「気晴らしへの誘い」は逆効果になる場合があるため注意が必要である。

　うつ病の薬物治療では，副作用に注意しながら抗うつ薬を少量から漸増することが原則である[1]。2剤以上の抗うつ薬を併用することの是非については十分に検討されておらず，単剤で十分な量を，十分な期間，使用することが基本となる[2]。

　多くの抗うつ薬で，効果発現までに約1～2週間の時間を要する場合が多い*。投与開始初期に副作用が発現しやすいため，患者に対して持続的な服薬の必要性，起こり得る副作用とその対応方法について説明することが大切である。寛解後には，十分な維持療法（初発では4～9カ月，再発例では2年以上）を行い，減量，中止に際しては，緩徐に漸減することが原則である[3]。

　現在，多くの抗うつ薬が市販されており，その化学構造や作用機序などにより，①

三環系抗うつ薬，②四環系抗うつ薬，③その他の抗うつ薬，④選択的セロトニン再取り込み阻害薬(Selective Serotonin Reuptake Inhibitors：SSRI)，⑤セロトニン・ノルアドレナリン再取り込み阻害薬(Serotonin Norepinephrine Reuptake Inhibitors：SNRI)，⑥ノルアドレナリン・セロトニン作動性抗うつ薬(Noradrenergic and Specific Serotonergic Antidepressant：NaSSA)に分類される(表1)。使用の中心は，効果はマイルドだが副作用の少ないSSRI，SNRI，NaSSAである。

＊：抗うつ薬の作用でシナプス間隙のモノアミンの濃度が上昇すると，シナプス前の抑制系受容体(自己受容体)が刺激され，モノアミンの遊離量が減少し，シナプス間隙のモノアミンの濃度が低下する。抗うつ薬を使用し続けると，シナプス前の抑制系受容体がモノアミンに対して脱感作状態となり，抑制系受容体を介した抑制が弱まり，モノアミンの遊離量が増大して，シナプス間隙のモノアミン濃度が上昇する。このため，抗うつ薬のシナプス間隙のモノアミン濃度上昇に伴う効果は，服用後しばらくしてから現れることになると考えられている[4]。

表1 代表的な抗うつ薬一覧

分類	一般名	代表的な商品名
三環系抗うつ薬	イミプラミン塩酸塩	トフラニール
	クロミプラミン塩酸塩	アナフラニール
	トリミプラミンマレイン酸塩	スルモンチール
	アミトリプチリン塩酸塩	トリプタノール
	ノルトリプチリン塩酸塩	ノリトレン
	ロフェプラミン塩酸塩	アンプリット
	アモキサピン	アモキサン
	ドスレピン塩酸塩	プロチアデン
四環系抗うつ薬	マプロチリン塩酸塩	ルジオミール
	ミアンセリン塩酸塩＊＊	テトラミド
	セチプチリンマレイン酸塩＊＊	テシプール
その他の抗うつ薬	トラゾドン塩酸塩	レスリン デジレル
選択的セロトニン再取り込み阻害薬(SSRI)	フルボキサミンマレイン酸塩	ルボックス デプロメール
	パロキセチン塩酸塩水和物	パキシル，パキシルCR
	塩酸セルトラリン	ジェイゾロフト
	エスシタロプラムシュウ酸塩	レクサプロ
セロトニン・ノルアドレナリン再取り込み阻害薬(SNRI)	ミルナシプラン塩酸塩	トレドミン
	デュロキセチン塩酸塩	サインバルタ
	ベンラファキシン塩酸塩	イフェクサー
ノルアドレナリン・セロトニン作動性抗うつ薬(NaSSA)	ミルタザピン	リフレックス レメロン

＊＊：シナプス前アドレナリンα_2受容体遮断薬

☑ 抗うつ薬の作用機序と特徴

① 三環系抗うつ薬

　化学構造中に3つの環状構造を有しているため,「三環系抗うつ薬」と呼ばれる。中枢神経系におけるセロトニンおよびノルアドレナリンのトランスポーターを阻害することにより再取り込みを抑制して,シナプス間隙におけるセロトニンおよびノルアドレナリンを増加させることにより,刺激伝達を促進し,強力な抗うつ作用を示す（ ▶作用機序図A, B ）。

　三環系抗うつ薬は,SSRIなどより,緊急入院を要するような重症例に対する治療効果が優れているという報告がある[1]。いずれも,アドレナリン$α_1$受容体,ヒスタミンH_1受容体,ムスカリン(mAch)受容体の遮断作用があり,SSRIなどと比較するとめまい,低血圧,口渇,便秘,排尿障害などのさまざまな副作用が発現しやすく,多くの薬剤が緑内障,排尿障害のある患者に禁忌である。心伝導系にも影響を及ぼし,大量服用などで致死的な不整脈を生じさせる可能性があるため,注意が必要である。

　ノルトリプチリン塩酸塩,アモキサピンは,他の三環系抗うつ薬と比べ,抗コリン作用が比較的弱く,忍容性が改善されているといわれている[1,5]。一部の三環系抗うつ薬は,夜尿症,遺尿症にも適応がある。

② 四環系抗うつ薬

　化学構造中に4つの環状構造を有する四環系抗うつ薬には,マプロチリン塩酸塩,ミアンセリン塩酸塩,セチプチリンマレイン酸塩がある。

　マプロチリンは,中枢神経系におけるノルアドレナリンのトランスポーターを阻害し,ノルアドレナリンを増加させることにより,抗うつ作用を示す（ ▶作用機序図A ）。

　ミアンセリン,セチプチリンは,ノルアドレナリン神経のシナプス前の$α_2$受容体を遮断することにより,ノルアドレナリンの遊離を促進して,抗うつ作用を示す（ ▶作用機序図A ）。三環系抗うつ薬と比較し,抗うつ作用はやや緩徐で,副作用が少ないといわれている。しかし,三環系や四環系という化学構造による区分は,臨床上の薬剤選択の指針としては必ずしも十分ではない。

③ その他の抗うつ薬

　その他の抗うつ薬に分類されるトラゾドン塩酸塩は,セロトニントランスポーターを阻害し,再取り込みを抑制することにより,シナプス間隙におけるセロトニンを増加させる。さらに,セロトニン$5-HT_2$受容体とヒスタミンH_1受容体の遮断作用があり,不眠に対して効果を示す（ ▶作用機序図B ）。三環系抗うつ薬と比較し,抗コリン作用,心毒性が少ない。

④ 選択的セロトニン再取り込み阻害薬(SSRI)

　中枢神経系におけるセロトニントランスポーターを阻害することにより,再取り込み

③抗うつ薬

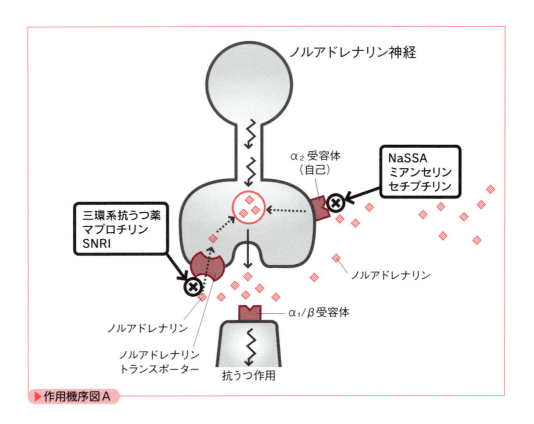

▶作用機序図A

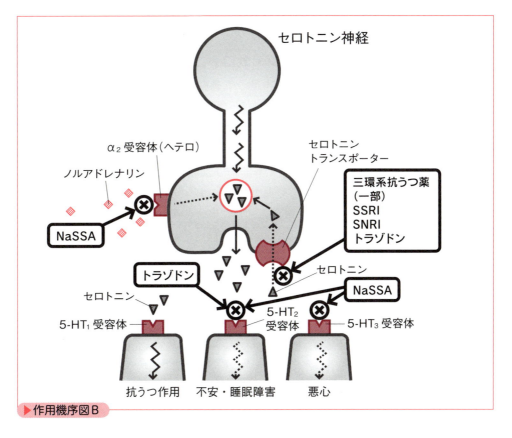

▶作用機序図B

を抑制して，シナプス間隙のセロトニン濃度を増加させることにより，抗うつ作用を示す（▶作用機序図B）。

セロトニントランスポーターに対する選択性が高いため，三環系および四環系抗うつ薬のような各種受容体の遮断に基づく副作用が少ない。一方，投与初期のセロトニンの増加による悪心・嘔吐などの消化器症状やセロトニン症候群などの発現に注意する必要がある。肝臓における薬物代謝酵素（シトクロムP450）を阻害するため，薬物相互作用に注意する必要がある（SSRIに共通の禁忌薬：セレギリン塩酸塩，ピモジド。フルボキサミンマレイン酸塩の禁忌薬：チザニジン，ラメルテオン）。

軽症・中等症うつ病への第一選択薬であり，一部のSSRIは神経症（強迫性障害，社会不安障害，パニック障害）にも用いられている。

⑤ セロトニン・ノルアドレナリン再取り込み阻害薬（SNRI）

中枢神経系におけるセロトニントランスポーターおよびノルアドレナリントランスポーターを選択的に阻害し，再取り込みを抑制することによって，シナプス間隙におけるセロトニンおよびノルアドレナリンの濃度を増加させることにより，抗うつ作用を示す（▶作用機序図A，B）。

他の受容体に対する作用がほとんどなく，薬物代謝へ与える影響も少なく，副作用や薬物間相互作用が軽減されている。軽症・中等症うつ病への第一選択薬として用いられている。デュロキセチン塩酸塩は糖尿病性神経障害，線維筋痛症，慢性腰痛症，変形性関節症に伴う疼痛にも適応がある。

⑥ ノルアドレナリン・セロトニン作動性抗うつ薬（NaSSA）

中枢神経系のノルアドレナリン神経のシナプス前α_2受容体（自己）を遮断して，ノルアドレナリンの遊離を促進する（▶作用機序図A）。セロトニン神経終末のシナプス前α_2受容体（ヘテロ）を遮断して，セロトニンの遊離を促進する。さらに，セロトニン5-HT$_2$受容体，5-HT$_3$受容体の遮断作用を有し，5-HT$_1$受容体を選択的に活性化させることにより，抗うつ作用を示す（▶作用機序図B）。

新しいタイプの抗うつ薬で，臨床効果の発現が比較的早いといわれている。軽症・中等症うつ病への第一選択薬として用いられ，SSRIと比較して，悪心・嘔吐の発現が少ない。ヒスタミンH$_1$受容体の遮断作用により眠気などの発現が多いが，睡眠障害の改善に優れている。

引用文献

1) 日本うつ病学会 気分障害の治療ガイドライン作成委員会：日本うつ病学会治療ガイドライン Ⅱ．うつ病（DSM-5）／大うつ病性障害 2016 (http://www.secretariat.ne.jp/jsmd/mood_disorder/img/160731.pdf)
2) 國武 裕，門司 晃：中枢神経系—うつ病，躁うつ病（双極性障害）—．薬局，68：632-639, 2017
3) 辻井農亜，白川 治：うつ病（DSM-5）／大うつ病性障害．日本臨床；新領域別シリーズ，37：507-511, 2017
4) 石井邦雄：気分障害の治療に用いられる薬．はじめの一歩のイラスト薬理学，pp68-73, 羊土社，2013
5) 白川 治，田中千賀子：抗うつ薬・気分安定薬・精神刺激薬．NEW薬理学 改訂第7版（田中千賀子，他 編），

pp287-300, 南江堂, 2017

参考文献

6) 中村 純, 監：気分障害. 薬がみえる vol.1（医療情報科学研究所 編）, pp236-253, メディックメディア, 2014
7) 黒山政一, 香取祐介：心と神経系に作用する薬. 初めの一歩は絵で学ぶ 薬理学—疾患と薬の作用がひと目でわかる, pp21-46, じほう, 2014
8) 黒山政一, 高橋美由紀：抗うつ薬. 違いがわかる！同種・同効薬 改訂第2版（黒山政一, 大谷道輝 編）, pp166-184, 南江堂, 2015

（黒山 政一）

4 抗てんかん薬

抗てんかん薬

- カルバマゼピン
- フェニトイン
- ゾニサミド
- バルプロ酸
- エトスクシミド
- クロナゼパム
- クロバザム
- フェノバルビタール
- プリミドン
- ガバペンチン
- トピラマート
- ラモトリギン
- レベチラセタム
- ペランパネル
- ラコサミド

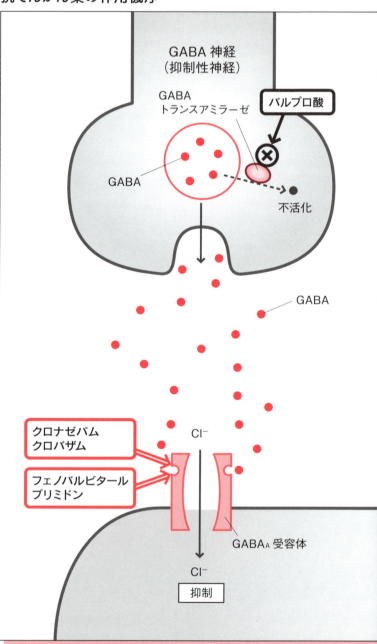

抗てんかん薬の作用機序

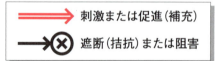

→ 刺激または促進（補充）
→⊗ 遮断（拮抗）または阻害

てんかんとは

種々の病因によって起こる慢性の脳障害で，感覚の変化，運動機能の障害，痙攣，意識の障害などさまざまな臨床症状を呈する「てんかん発作」を生じる。同じ発作を繰り返すという特徴があり，典型的な脳波所見を示し，急性疾患による一時的な痙攣発作とは区別される。神経疾患のなかで頻度の高い疾患の一つで，有病率は全人口の1％弱である。3歳以下の小児と60歳以上の高齢者で発病率が高い。3年以上発作がみられない完全寛解率は，すべてのてんかんを平均すると60％程度である。明らかな脳の病変がなければ，予後は良好である。

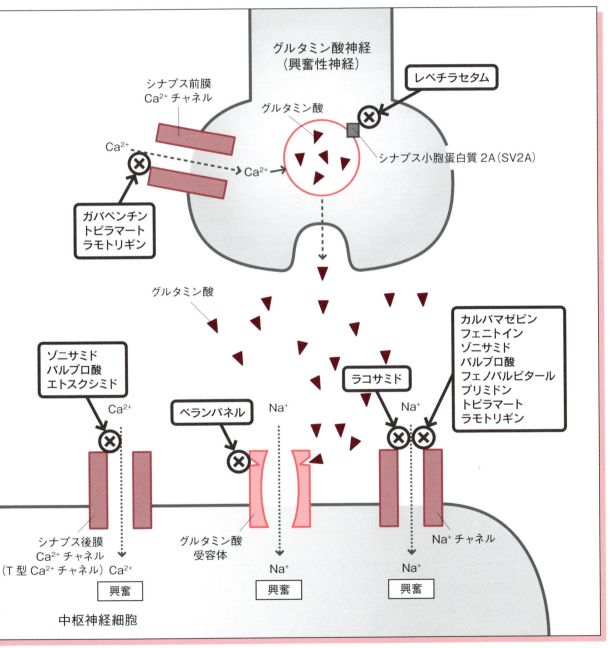

GABA：γ-アミノ酪酸

☑ てんかんの発生機序と薬物治療

① てんかんの発生機序

　てんかんは，脳の神経細胞が過剰に働くことによって興奮状態となり，無秩序な放電が生じることで発症する。過剰放電を生じる部位やその程度により，てんかん発作の様式や程度が異なってくる。大脳の特定部位から過剰な放電が始まる発作を部分発作，両側の大脳半球から始まる発作を全般発作という。部分発作は焦点発作とも呼ばれ，意識の障害はなく限定した部分的な痙攣や知覚障害を伴う単純部分発作，短時間（1～2分程度）の意識の変容や混濁（意識障害）を伴う複雑部分発作，これらから全身性発作に至る二次性全般化発作に分けられる。

　全般発作は，欠神発作（小発作），ミオクロニー発作，強直－間代発作（大発作）などに分けられる。欠神発作は，意識消失を伴う十数秒程度の精神・運動機能障害で，通常，患者には発作が起きたという意識は生じない。ミオクロニー発作は，顔面，四肢などの筋に突然生じる"ピクッ"とした短時間の痙攣で，意識障害を伴わない。強直－間代発作は，四肢を"ガクガクと震わせる"ような痙攣（間代発作）から，四肢を"突っ張る・こわばらせる"ような痙攣（強直発作）へ移行する，意識障害を伴う発作である。

　また，てんかんは，脳血管障害，頭部外傷など明らかな大脳の病変が原因で発症する症候性てんかんと，原因が不明な特発性てんかんに区分される。成人以降で発症するてんかんの多くは，症候性であると考えられる。特発性てんかんには何らかの遺伝的な素因が関与していると考えられ，小児期に発症することが多い。

② てんかんの薬物治療

　代表的な抗てんかん薬の分類，一般名，略名などを表1に示す。てんかんの薬物治療は，単剤で，副作用の発現を防ぐために低用量から開始することが原則である。発作の程度や中毒症状を観察しながら，最大用量まで増量し，十分な発作抑制効果が認められない場合，他剤への変更を検討する[1]。抗てんかん薬は長期間服用するので，副作用や他剤との相互作用には十分な配慮が必要である。一部の抗てんかん薬では，TDMを実施し，血中濃度を指標とした投与量の調整が行われる。

　日本神経学会の「てんかん診療ガイドライン2018」に，新規てんかん患者に対する抗てんかん薬の選択基準が示されている（表2）[2]。部分発作に関する第一選択薬として，カルバマゼピン，ラモトリギン，レベチラセタムについて，ゾニサミド，トピラマートが推奨されている。欠神発作に対してはバルプロ酸，エトスクシミド，ミオクロニー発作に対してはバルプロ酸，クロナゼパム，強直－間代発作に対してはバルプロ酸が推奨されている。単剤療法を2～3薬剤で行い，それでも効果がみられない場合に，他剤の併用療法を検討する。併用薬としては，作用機序が異なり，同じような副作用のない薬剤が選択される。

　抗てんかん薬で効果がなく，発作が2年以上抑制されない場合には，外科的な処置が検討される[1]。

表1 代表的な抗てんかん薬一覧

分類	一般名	略名	代表的な商品名
イミノスチルベン系薬	カルバマゼピン	CBZ	テグレトール
ヒダントイン系薬	フェニトイン	PHT	アレビアチン,ヒダントール
ベンズイソキサゾール系薬	ゾニサミド	ZNS	エクセグラン
分枝脂肪酸系薬	バルプロ酸ナトリウム	VPA	デパケン,デパケンR,セレニカR
サクシニミド系薬	エトスクシミド	ESM	エピレオプチマル,ザロンチン
ベンゾジアゼピン系薬	クロナゼパム	CZP	リボトリール,ランドセン
ベンゾジアゼピン系薬	クロバザム	CLB	マイスタン
バルビツール酸系薬	フェノバルビタール	PB	フェノバール
バルビツール酸系薬	プリミドン	PRM	プリミドン
新規抗てんかん薬	ガバペンチン	GBP	ガバペン
新規抗てんかん薬	トピラマート	TPM	トピナ
新規抗てんかん薬	ラモトリギン	LTG	ラミクタール
新規抗てんかん薬	レベチラセタム	LEV	イーケプラ
新規抗てんかん薬	ペランパネル水和物	PER	フィコンパ
新規抗てんかん薬	ラコサミド	LCM	ビムパット

表2 新規てんかん患者に対する抗てんかん薬の選択基準

発作型		第一選択薬	第二選択薬
部分発作		カルバマゼピン,ラモトリギン,レベチラセタム,ゾニサミド,トピラマート	フェニトイン,バルプロ酸,クロバザム,クロナゼパム,フェノバルビタール,ガバペンチン,ペランパネル,ラコサミド
全般発作	欠神発作	バルプロ酸,エトスクシミド	ラモトリギン
全般発作	ミオクロニー発作	バルプロ酸,クロナゼパム	レベチラセタム,トピラマート,ピラセタム,フェノバルビタール,クロバザム
全般発作	強直―間代発作 間代発作	バルプロ酸(妊娠可能年齢女性は除く)	ラモトリギン,レベチラセタム,トピラマート,ゾニサミド,クロバザム,フェノバルビタール,フェニトイン,ペランパネル

〔日本神経学会 監,「てんかん診療ガイドライン」作成委員会 編:てんかん診療ガイドライン2018,医学書院,2018を参考に作成〕

抗てんかん薬の作用機序と特徴

　抗てんかん薬は,作用機序が十分に解明されていないものも少なくない。抗てんかん薬の作用機序は,一般に,興奮性のグルタミン酸神経系の抑制と抑制性のGABA神経系の増強に大別される。以下に,各抗てんかん薬の代表的な作用機序を示す[3〜8]。

①カルバマゼピン

　部分発作の第一選択薬である。欠神発作やミオクロニー発作が増悪するため,特発性全般てんかんには使用されない[2]。興奮性神経の神経細胞にあるNa$^+$チャネルを遮断することにより,細胞内へのNa$^+$の流入を減少させ,活動電位の発生を抑制して効果を示

す（▶作用機序図A）。代謝酵素（CYPおよびUGT）の誘導作用があり，他の薬物の血中濃度を低下させることがある。すべての患者においてTDMの実施が推奨され，目標血中濃度（トラフ値）は4～12μg/mLで，15μg/mLを超えると副作用の頻度が上昇する。中毒性表皮壊死融解症，皮膚粘膜眼症候群などの重篤な皮膚障害，再生不良性貧血などの重篤な血液障害などに注意する必要がある。躁うつ病（双極性障害）の躁状態，統合失調症の興奮状態，三叉神経痛にも適応を有している。

②フェニトイン

部分発作，強直－間代発作に用いられる。しかし，強直－間代発作の増悪を生じることがある[2]。興奮性神経の神経細胞にあるNa^+チャネルを遮断することで細胞内へのNa^+の流入を減少させ，活動電位の発生を抑制して効果を示す（▶作用機序図A）。治療濃度域で肝代謝が飽和し，わずかな用量の変化で血中濃度の大きな変動（非線形）を示す。すべての患者においてTDMの実施が推奨され，目標血中濃度（トラフ値）は10～20μg/mLで，20μg/mLを超えると中毒症状を呈することがある。CYP2C9，CYP2C19で代謝されるため，遺伝多型により体内動態が変動する。代謝酵素（CYPおよびUGT）の誘導作用がある。重篤な皮膚障害，血液障害，肝障害などに注意が必要である。

③ゾニサミド

部分発作に用いられ，幅広い発作型に有効である。興奮性神経の神経細胞にあるNa^+チャネルとCa^{2+}チャネルを遮断することにより，活動電位の発生を抑制して効果を示すと考えられている（▶作用機序図A）。治療効果が発現しない場合，副作用を確認する

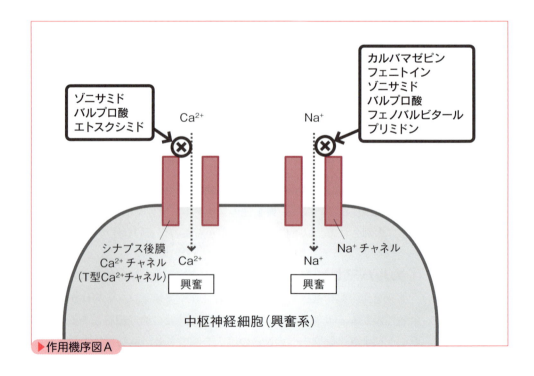

▶作用機序図A

場合などにTDMの実施が推奨され，目標血中濃度（トラフ値）は10〜30μg/mLである。

④ バルプロ酸

　全般発作の第一選択薬であるが，部分発作にも用いられる。興奮性神経の神経細胞にあるNa$^+$チャネルとCa^{2+}チャネルを遮断することにより効果を示す（▶作用機序図A）。さらに，抑制性の神経伝達物質であるγ-アミノ酪酸（GABA）の分解酵素（GABAトランスアミラーゼ）の働きを抑制して，GABAの濃度を高め，抑制性神経機能を増強させる（▶作用機序図B）。すべての患者においてTDMの実施が推奨され，目標血中濃度（トラフ値）は40〜125μg/mLを目安とする。カルバペネム系抗菌薬との併用は，血中濃度が低下するため禁忌である。重篤な肝障害，高アンモニア血症を伴う意識障害などがある。催奇形性のリスクがあるので妊婦への投与は注意する必要がある。片頭痛発作の発作抑制に用いられることもある。

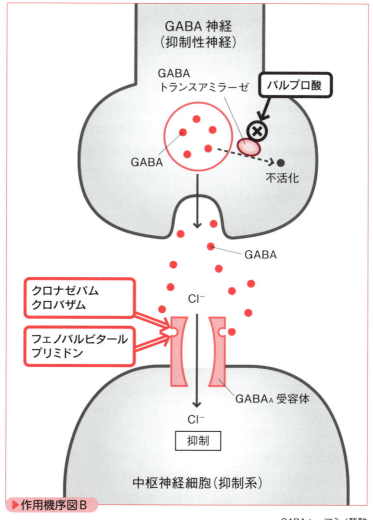

▶作用機序図B

GABA：γ-アミノ酪酸

⑤ エトスクシミド

欠神発作に対する第一選択薬の一つである[2]。興奮性神経の神経細胞にあるCa^{2+}チャネルを遮断することで細胞内へのCa^{2+}の流入を減少させ，活動電位の発生を抑制して効果を示す（▶作用機序図A）。

⑥ ベンゾジアゼピン系薬

抗てんかん薬として，クロナゼパムとクロバザムが用いられ，部分発作，強直－間代発作，ミオクロニー発作に使用されている。クロナゼパムはミオクロニー発作に対する第一選択薬の一つである[2]。クロバザムは他の抗てんかん薬で十分な効果が認められない発作に対して，他の抗てんかん薬との併用で用いられる。抑制性の$GABA_A$受容体のベンゾジアゼピン結合部位に結合することにより，受容体に内蔵されているCl^-チャネルの開口頻度を増加させる。その結果，細胞内へのCl^-の流入が増大し，活動電位を抑制することにより効果を示す（▶作用機序図B）。

⑦ バルビツール酸系薬

抗てんかん薬として，フェノバルビタールとプリミドンが強直－間代発作に用いられている。プリミドンは体内で一部がフェノバルビタールに変換されて効果を示す。抑制性の$GABA_A$受容体のバルビツール酸結合部位に結合することで，受容体に内蔵されているCl^-チャネルの開口時間を延長する。その結果，細胞内へのCl^-の流入が増大し，活動電位を抑制する（▶作用機序図B）。興奮性神経の神経細胞にあるNa^+チャネルを遮断する作用もある（▶作用機序図A）。代謝酵素（CYPおよびUGT）の誘導作用がある。フェノバルビタールの投与を受けているすべての患者においてTDMの実施が推奨され，目標血中濃度（トラフ値）は10〜40μg/mLである。

⑧ 新規抗てんかん薬

a）ガバペンチン

他の抗てんかん薬で十分な効果が認められない部分発作に対して，他の抗てんかん薬との併用で用いられる。神経終末部のCa^{2+}チャネルを遮断し，興奮性伝達物質のグルタミンの遊離を抑制することで効果を示す（▶作用機序図C）。

b）トピラマート

他の抗てんかん薬で十分な効果が認められない部分発作に対して，他の抗てんかん薬との併用で用いられる。興奮性神経の神経細胞にあるNa^+チャネルの遮断ならびに神経終末部のCa^{2+}チャネルの遮断によって興奮性伝達物質のグルタミンの遊離を抑制し，効果を示す（▶作用機序図C, D）。

c）ラモトリギン

部分発作，欠神発作，強直－間代発作に用いられる。部分発作に対しては，第一選択薬の一つである[2]。興奮性神経の神経細胞にあるNa^+チャネルの遮断ならびに神経終末部のCa^{2+}チャネルの遮断によって興奮性伝達物質のグルタミンの遊離を抑制し，効果

④抗てんかん薬

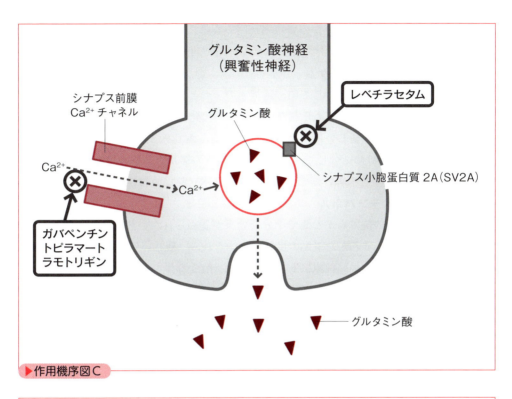

▶作用機序図C

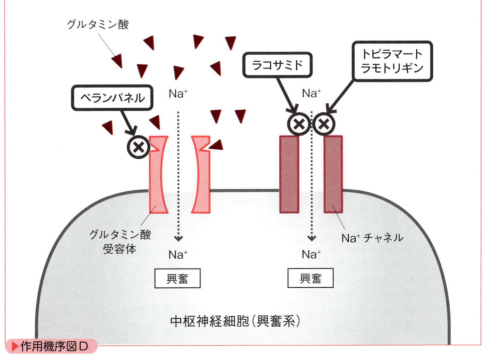

▶作用機序図D

を示す（▶作用機序図C, D）。中毒性表皮壊死融解症，皮膚粘膜眼症候群，薬剤性過敏症症候群などの重篤な皮膚障害が生じることがある。規定の用法・用量を超えて投与した場合に皮膚障害の発現率が高くなるため，用法・用量を遵守することが重要である。双極性障害における気分エピソードの再発・再燃抑制にも用いられる。

d) レベチラセタム

部分発作に対して第一選択薬の一つとして用いられる[2]。また，他の抗てんかん薬で十分な効果が認められない強直−間代発作に対して，他の抗てんかん薬との併用で用いられる。新しい作用機序の抗てんかん薬である。神経終末部のシナプス小胞蛋白質2A（SV2A）に結合して，興奮性伝達物質のグルタミンの遊離を抑制することで効果を示す（▶作用機序図C）。TDMの有用性は確立していない。

e) ペランパネル

他の抗てんかん薬で十分な効果が認められない部分発作，強直−間代発作に対して，他の抗てんかん薬との併用で用いられる。新しい作用機序の抗てんかん薬である。興奮性神経の神経細胞にあるグルタミン酸受容体を遮断することにより，細胞内へのNa^+の流入を減少させ，活動電位の発生を抑制して効果を示す（▶作用機序図D）。CYP3Aで代謝されるため，CYP3Aの誘導作用がある薬剤との併用には注意が必要である。

f) ラコサミド

他の抗てんかん薬で十分な効果が認められない部分発作に対して，他の抗てんかん薬との併用で用いられる。従来の抗てんかん薬とは異なる新規の作用機序を有するNa^+チャネル遮断薬である（▶作用機序図D）。興奮性神経の神経細胞にあるNa^+チャネルは，急速と緩徐の2種類の不活性化（遮断）のメカニズムで制御されている。

従来のNa^+チャネル遮断薬（カルバマゼピンやフェニトインなど）は，Na^+チャネルの急速な不活性化からの回復を遅らせ，活性化できるNa^+チャネルの割合を低下させることにより，細胞内へのNa^+の流入を減少させ，活動電位の発生を抑制して効果を示す。一方，ラコサミドはNa^+チャネルの緩徐な不活性化を選択的に促進することで，活性化できるNa^+チャネルの割合を低下させ，効果を示す。

引用文献

1) 廣澤太輔, 井上夕史：中枢神経疾患；てんかん. 薬局, 68：678-684, 2017
2) 日本神経学会 監,「てんかん診療ガイドライン」作成委員会 編：成人てんかんの薬物療法. てんかん診療ガイドライン2018, pp25-38, 医学書院, 2018
3) 田中千賀子, 酒井規雄：抗てんかん薬・中枢性筋弛緩薬. NEW薬理学 改訂第7版（田中千賀子, 他 編）, pp355-344, 南江堂, 2017
4) 日本てんかん学会：てんかんの治療. てんかん専門医ガイドブック, pp134-199, 診断と治療社, 2014
5) 石井邦雄：中枢神経系に作用する薬. はじめの一歩のイラスト薬理学, pp59-100, 羊土社, 2013
6) 山本吉昭：中枢神経疾患てんかん；治療薬の薬理と薬学管理上の注意点. 薬局, 68：685-694, 2017
7) 石井良平, 畑真弘：てんかんの対応と治療；薬物療法—新規抗てんかん薬を中心に. 別冊日本臨牀, 39：406-411, 2017
8) 日本TDM学会：抗てんかん薬TDM標準化ガイドライン（STATEMENT）2017 Version 1.0. TDM研究, 34：67-95, 2017

参考文献

9) 重藤寛史 監：てんかん. 薬がみえる vol.1（医療情報科学研究所 編），pp140-155, メディックメディア, 2014
10) 黒山政一, 香取祐介：心と神経系に作用する薬. 初めの一歩は絵で学ぶ薬理学—疾患と薬の作用がひと目でわかる, pp21-46, じほう, 2015
11) 吉野相英, 立澤賢孝：抗てんかん薬治療の基本. カラーイラストで学ぶ 集中講義 薬理学 改訂2版（渡邊康裕 編），pp.48-49, メジカルビュー社, 2015

（黒山 政一）

5 パーキンソン病治療薬

パーキンソン病治療薬
• レボドパ含有製剤(レボドパ製剤, レボドパ・ドパ脱炭酸酵素阻害薬合剤)
• ドパミン放出促進薬
• ドパミンアゴニスト
• MAO-B阻害薬
• COMT阻害薬
• ドパミン代謝賦活薬
• 抗コリン薬
• ノルアドレナリン補充薬
• アデノシンA_{2A}受容体拮抗薬

パーキンソン病治療薬の作用機序

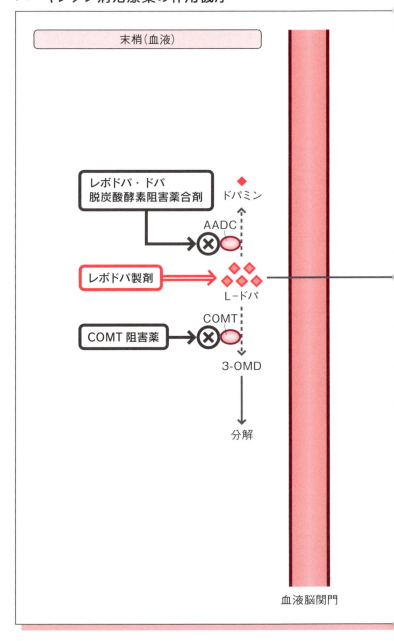

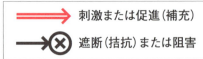

→ 刺激または促進(補充)
→⊗ 遮断(拮抗)または阻害

パーキンソン病とは

　パーキンソン病は，安静時振戦，筋強剛（筋固縮），無動，姿勢反射障害を主症状とし，緩徐に運動障害が進行する神経変性疾患である。病理学的には，ドパミンを産生する中脳黒質緻密層にある神経細胞の変性・脱落がみられる。そのため，線条体でのドパミン神経系機能が低下し，ともにバランスを保っているアセチルコリン神経系機能が相対的に優位な状態となり，症状が発現する。有病率は10万人当たり約150人で，年間新規発症は10万人に10〜15人である。有病率は加齢とともに増加する[1]。

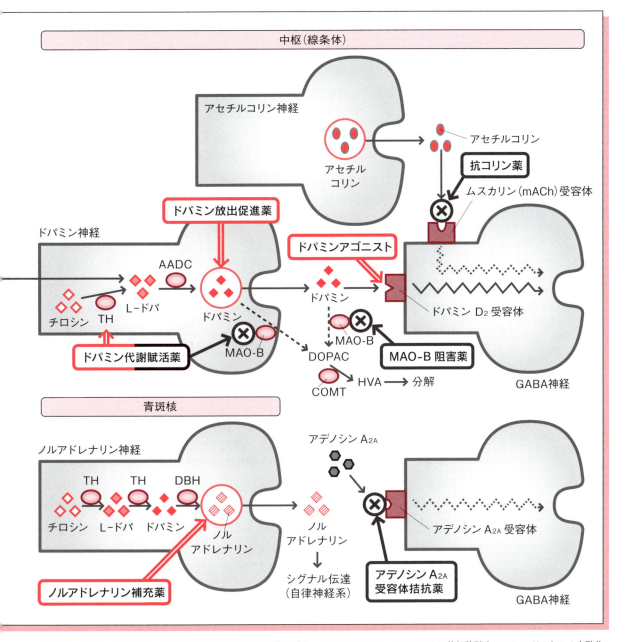

3-OMD：3-O-メチルドパ，AADC：芳香族アミノ酸脱炭酸酵素，COMT：カテコール-O-メチル基転移酵素，DBH：ドパミンβ水酸化酵素，DOPAC：ジヒドロキシフェニル酢酸，GABA：γ-アミノ酪酸，HVA：ホモバニリン酸，MAO-B：モノアミン酸化酵素-B，TH：チロシン水酸化酵素

✅ パーキンソン病の治療

① パーキンソン病の主な治療

　パーキンソン病の主な治療方法には，薬物治療，手術治療，遺伝子治療がある。パーキンソン病の治療は薬物療法が中心となるが，現在のところ神経変性を改善あるいは進行を抑制する薬物はない。したがって，病態学的なドパミン神経系およびアセチルコリン神経系機能のアンバランスの是正，ドパミンの補充などを行い，パーキンソン病のさまざまな症状をコントロールする対症療法となる。

　一方，薬物治療ではコントロール不十分なウェアリング・オフ現象やジスキネジアなどが手術治療の適応となる。手術治療は運動に携わる脳の神経細胞を一部破壊する破壊術と電極を埋めて刺激する電気刺激療法があるが，いずれも薬物治療との併用による症状改善が目的であり，完治させるものではない。治療薬として多くの患者が服用するレボドパは，脳内でドパミンに代謝され作用を発揮するが，症状が進むと代謝酵素（芳香族アミノ酸脱炭酸酵素：AADC）量が減少して代謝が遅延し，効果が減弱する。

　遺伝子治療はAADC遺伝子を組み込んだ細胞を患者の脳に注入し，代謝を正常化することにより症状改善する。米国ではすでに遺伝子治療が行われ，高い評価を受けている。国内ではまだ研究段階であるが，パーキンソン病の新たな治療法として期待されている[2]。

② パーキンソン病の治療薬

　現在臨床で用いられているパーキンソン病治療薬には，治療の中心となるレボドパおよびドパミンアゴニスト，MAO-B阻害薬，補助薬として位置づけられるCOMT阻害薬，ドパミン代謝賦活薬，ドパミン放出促進薬，ノルアドレナリン補充薬，抗コリン薬およびアデノシンA_{2A}受容体拮抗薬などがある。代表的なパーキンソン病治療薬の分類を表1に示す。

　最も基本的で治療効果が強力なレボドパに勝るものはないが，長期にレボドパを使用すると種々の問題症状（運動合併症）を発現することが知られている。さらに，日本神経学会の「パーキンソン病診療ガイドライン2018」では，RCTのメタ解析に基づき，運動合併症のジスキネジア，ウェアリング・オフの発現はレボドパ以外の薬物療法（ドパミンアゴニストおよびMAO-B阻害薬）を実施した患者のほうが有意に少ないことを明らかにした。そこで，早期パーキンソン病治療のアルゴリズムは「運動合併症のリスクが低い場合はレボドパで治療開始，リスクが高い場合はドパミンアゴニストもしくはMAO-B阻害薬を選択」とし，新たに第一選択薬としてMAO-B阻害薬を明記した[3]。

表1 代表的なパーキンソン病治療薬一覧

分類			一般名	代表的な商品名
ドパミン神経伝達改善薬	①レボドパ含有製剤	レボドパ製剤	レボドパ	ドパストン，ドパゾール
		レボドパ・ドパ脱炭酸酵素阻害薬合剤	レボドパ・カルビドパ水和物	ネオドパストン，メネシット
			レボドパ・ベンセラジド塩酸塩	マドパー，イーシー・ドパール，ネオドパゾール
	②ドパミンアゴニスト	麦角系	ブロモクリプチンメシル酸塩	パーロデル
			ペルゴリドメシル酸塩	ペルマックス
			カベルゴリン	カバサール
		非麦角系	タリペキソール塩酸塩	ドミン
			プラミペキソール塩酸塩水和物	ビ・シフロール，ミラペックスLA
			ロピニロール塩酸塩	レキップ，レキップCR
			アポモルヒネ塩酸塩水和物	アポカイン
			ロチゴチン	ニュープロ
	③MAO-B阻害薬		セレギリン塩酸塩	エフピー
			ラサギリンメシル酸塩	アジレクト
	④COMT阻害薬		エンタカポン	コムタン
	⑤ドパミン放出促進薬		アマンタジン塩酸塩	シンメトレル
	⑥ドパミン代謝賦活薬		ゾニサミド	トレリーフ
⑦抗コリン薬			トリヘキシフェニジル塩酸塩	アーテン
			ビペリデン	アキネトン
			ピロヘプチン塩酸塩	トリモール
			プロフェナミン塩酸塩	パーキン
			マザチコール塩酸塩水和物	ペントナ
⑧ノルアドレナリン補充薬			ドロキシドパ	ドプス
⑨アデノシンA_{2A}受容体拮抗薬			イストラデフィリン	ノウリアスト

パーキンソン病治療薬の作用機序と特徴

①レボドパ含有製剤

　レボドパ製剤（レボドパ）はドパミンの前駆物質である。血液内に取り込まれたレボドパは，血液脳関門を通過して線条体のドパミン神経に取り込まれ，ドパ脱炭酸酵素によりドパミンに代謝され，不足したドパミンを補充する（▶作用機序図A）。投与されたレボドパ製剤（レボドパ）は血液・脳関門に到達する前にドパミンに代謝され，脳内に移行するレボドパ量は内服量の0.05～0.1％と推定されている。レボドパ・ドパ脱炭酸酵素阻害薬合剤（レボドパ・カルビドパ水和物など）は，末梢でのレボドパからドパミンへの代謝を防ぎ，脳への利用率を高める（▶作用機序図A）ため，レボドパの投与量を1/4～1/5に減量できる。

　レボドパ含有製剤の特徴としては，早期および進行期のパーキンソン病患者に有効であること，末梢においてレボドパからドパミンに代謝され，消化器系，循環器系の副作用の原因になること，レボドパ・ドパ脱炭酸酵素阻害薬合剤は非配合剤より消化器症状の発現リスクが低いこと，長期投与により運動合併症，精神症状を起こしやすいこと，などが挙げられる[3]。

　2011年以降の臨床試験で，レボドパはドパミンアゴニストやMAO-B阻害薬より，QOLは良好であるが，運動合併症のリスクは高いことが示された[3]。

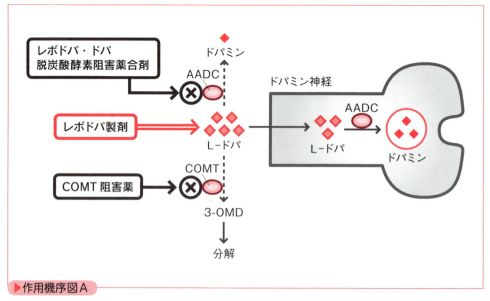

▶作用機序図A
3-OMD：3-O-メチルドパ，AADC：芳香族アミノ酸脱炭酸酵素，COMT：カテコール-O-メチル基転移酵素

② ドパミンアゴニスト

ドパミンアゴニストは，線条体のドパミン神経シナプス後膜のGABA神経におけるドパミン受容体に直接作用することでドパミンの作用を補う（▶作用機序図B）。麦角系（ブロモクリプチンメシル酸塩など）と非麦角系（タリペキソール塩酸塩など）がある。

ドパミンアゴニストには，レボドパ含有製剤と比較して，症状改善作用はやや劣るが作用持続時間は長い，長期投与による日内変動のリスクは低い，精神症状の発現リスクは高い，などの特徴がある[3]。

③ MAO-B 阻害薬

MAO-B阻害薬は脳内のドパミンの代謝酵素であるモノアミン酸化酵素-B（MAO-B）を非可逆的選択的に阻害し，ドパミンからジヒドロキシフェニル酢酸（DOPAC）への代謝を抑制する作用，さらにシナプスへのドパミン再取り込み阻害作用もあり，GABA神経におけるドパミンの生体内利用率を高める（▶作用機序図B）。

セレギリン塩酸塩に加えラサギリンメシル酸塩が2018年3月にわが国でも承認された。セレギリンはアンフェタミン骨格構造を有し厳重な管理が必須であるが，ラサギリンにはアンフェタミン骨格構造はない。MAO-B阻害薬は早期の運動症状改善が認められ，運動合併症のリスクが高い患者ではドパミンアゴニストとともに第一選択薬の一つである。早期パーキンソン病患者の運動症状改善効果で比較すると，セレギリンとラサギリンの間に差はないが，オフ時間の短縮に関してはラサギリンのほうがよりエビデン

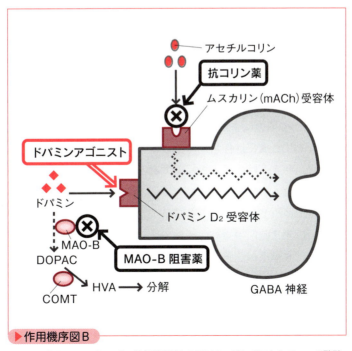

▶作用機序図B

COMT：カテコール-O-メチル基転移酵素，DOPAC：ジヒドロキシフェニル酢酸，
GABA：γ-アミノ酪酸，HVA：ホモバニリン酸，MAO-B：モノアミン酸化酵素-B

スが高い[3]。

また，いずれの薬剤も三環系抗うつ薬，選択的セロトニン再取り込み阻害薬，セロトニン・ノルアドレナリン再取り込み阻害薬，選択的ノルアドレナリン再取り込み阻害薬，ノルアドレナリン・セロトニン作動性抗うつ薬との併用は禁忌である。

④ COMT阻害薬

COMT阻害薬（エンタカポン）は，末梢でカテコール-O-メチル基転移酵素（COMT）を阻害する作用により，レボドパから3-O-メチルドパ（3-OMD）への変換を抑制し，脳内へ移行するレボドパ量を増大させる（▶作用機序図A）。

エンタカポンの特徴としては，早期パーキンソン病患者に対するジスキネジア発症の予防効果は不明であるが，進行期患者において症状の日内変動（ウェアリング・オフ）のオン時間を延長する効果が認められている。主な副作用は，レボドパの増強作用によるジスキネジア，悪心などである。下痢の頻度はやや高いが便秘は少なく，無害であるが尿が褐色になる[3]。

⑤ ドパミン放出促進薬

ドパミン放出促進薬（アマンタジン塩酸塩）は，線条体のドパミン神経終末からのドパミンの放出促進作用・再取り込み抑制作用・合成促進作用が考えられている（▶作用機序図C）。

アマンタジンの特徴としては，レボドパ誘発性ジスキネジアの治療に有効であり，平均3年間以上はピークドーズジスキネジアに対する効果が持続する[3]，早期パーキンソン病患者の症状改善率は高くなく，無効例も確認されている，腎排泄型薬剤のため高齢者や腎機能低下時に注意が必要である（クレアチニンクリアランスによる用量調節が必要），透析患者への投与は禁忌である，などが挙げられる[3]。

⑥ ドパミン代謝賦活薬

ドパミン代謝賦活薬（ゾニサミド）は，その作用機序は明らかにされてはいないが，MAO-Bの阻害によるドパミン代謝の抑制とチロシン水酸化酵素（TH）の活性化によるドパミン生合成促進作用が考えられている（▶作用機序図C）。

ゾニサミドは抗てんかん薬であるが，パーキンソン病の症状改善効果があることが見出されたものであり，抗てんかん薬としてよりも少量で抗パーキンソン病効果がある。レボドパやドパミンアゴニストで治療を受けている患者に，さらに運動症状の改善，あるいはオフ時間の短縮，振戦の改善などが期待できる。副作用として，眠気，ジスキネジア，食欲不振，睡眠障害，便秘などがある[3]。

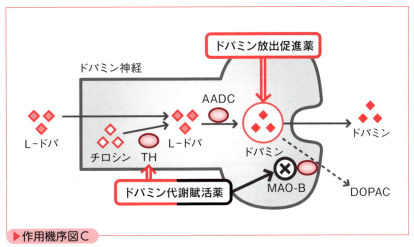

▶作用機序図C

AADC：芳香族アミノ酸脱炭酸酵素，DOPAC：ジヒドロキシフェニル酢酸，MAO-B：モノアミン酸化酵素-B，TH：チロシン水酸化酵素

⑦抗コリン薬

　抗コリン薬（トリヘキシフェニジル塩酸塩など）は，線条体のアセチルコリン神経終末において，ムスカリン（mACh）受容体をアセチルコリンと競合的に拮抗することで，ドパミン含量の低下により相対的に優位となったアセチルコリン神経系の機能を抑制する（▶作用機序図B）。

　抗コリン薬の特徴としては，早期パーキンソン病患者の全般症状に有効である（アマンタジン，レボドパ単剤と同等），進行期パーキンソン病患者に対する対症効果は不明である，副作用として，認知機能障害，せん妄，幻覚，便秘，排尿障害，口渇，転倒などの運動障害などが報告されており，高齢者や認知機能低下者へは使用を控える，などが挙げられる[3]。

⑧ノルアドレナリン補充薬

　ノルアドレナリン補充薬（ドロキシドパ）はノルアドレナリン前駆物質であり，芳香族L-アミノ酸脱炭酸酵素によりノルアドレナリンに変換され，脳内の減少したノルアドレナリンを補充し，ノルアドレナリン神経からの遊離を促進する（▶作用機序図D）。ノルアドレナリン系を活性化することで「すくみ足」を改善する。

　ドロキシドパの特徴としては，すくみ足に対して有効であるが，半数において無効ともされており，患者により効果が異なる可能性がある，また，立ちくらみ（起立性低血圧）に対して短期的には自覚症状の改善と起立時の血圧上昇が期待できるが，海外のエビデンスであり，日本とは投与量が異なるため注意が必要である，などが挙げられる[3]。

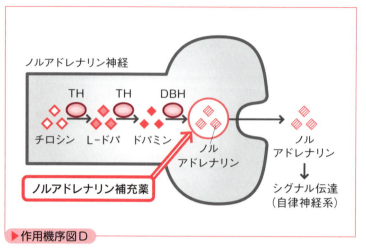

▶作用機序図D

DBH：ドパミンβ水酸化酵素，TH：チロシン水酸化酵素

⑨アデノシン A₂A 受容体拮抗薬

　アデノシンA₂A受容体拮抗薬（イストラデフィリン）は，線条体と淡蒼球において，GABA神経のアデノシンA₂A受容体へのアデノシンの結合を阻害し，ドパミン神経の変性・脱落によるGABA神経の過剰興奮を抑制する（▶作用機序図E）。ウェアリング・オフが出現している患者のオフ時間を減少させる。

　イストラデフィリンの特徴としては，レボドパ含有製剤で治療中のパーキンソン病におけるウェアリング・オフ現象の改善に有効である一方，早期における治療効果に関する報告は現時点ではないこと，また，肝機能低下患者（Child-Pugh分類による中等度の肝障害）では血中濃度が上昇し，C_{max}，AUCがいずれも健康成人の約3倍になるとの報告があり注意が必要であること，などが挙げられる[3]。

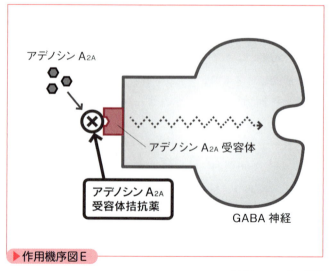

▶作用機序図E

GABA：γ-アミノ酪酸

引用文献

1) 竹島多加夫:パーキンソン病の疫学研究.医学のあゆみ,225:361-364,2008
2) 葛原茂樹:Parkinson病をめぐる最近の話題と治療の進歩.日本内科学会雑誌,98:2131-2140,2009
3) 日本神経学会 監,「パーキンソン病診療ガイドライン」作成委員会 編:抗パーキンソン病薬,外科手術,リハビリテーションの有効性と安全性,Evidence Based Medicineの手法を用いた推奨.パーキンソン病診療ガイドライン2018,pp20-281,医学書院,2018

参考文献

4) 石井邦雄:抗パーキンソン病薬.はじめの一歩のイラスト薬理学,pp86-89,羊土社,2013
5) 越前宏俊:パーキンソン病.図解 薬理学—病態生理から考える薬の効くメカニズムと治療戦略 第2版,pp79-84,医学書院,2008
6) 髙橋美由紀,黒山政一:パーキンソン病治療薬.この患者・この症例にいちばん適切な薬剤が選べる同効薬比較ガイド1 第2版(黒山政一,明石貴雄,他 編),pp81-96,じほう,2017
7) 木村友博,松原和夫:パーキンソン病;治療薬の薬理と薬学管理上の注意点.薬局,68:728-739,2017

(平山 武司,髙橋 美由紀,黒山 政一)

6 抗認知症薬

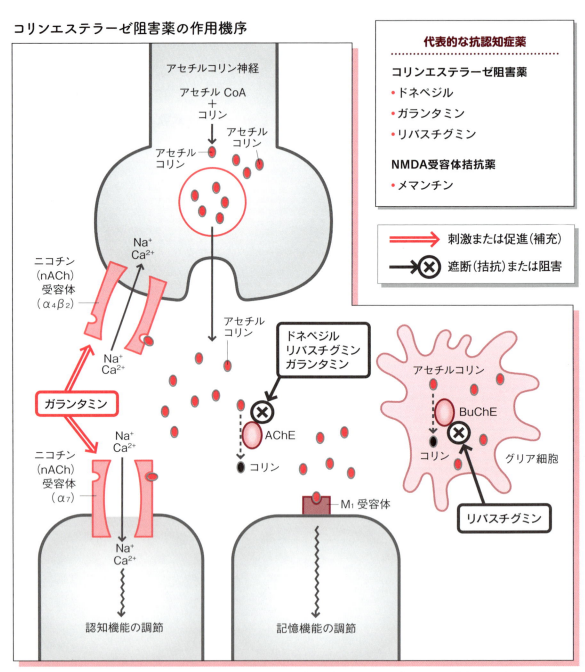

認知症とは

　認知症とは，獲得した複数の認知・精神機能が，意識障害によらないで，日常生活や社会生活に支障を来すほどに持続的に障害された状態である[1]。認知症患者は高齢化とともに増加し，わが国では2012年で462万人，2025年には約700万人に達するという推計値が示されている[2]。認知症には多くの病型があり，アルツハイマー型認知症，脳血管性認知症，レビー小体型認知症，前頭葉型認知症で，全体の8割以上を占めている。特に近年，アルツハイマー型認知症が著しく増加し，大きな社会問題となっている。

NMDA受容体拮抗薬の作用機序

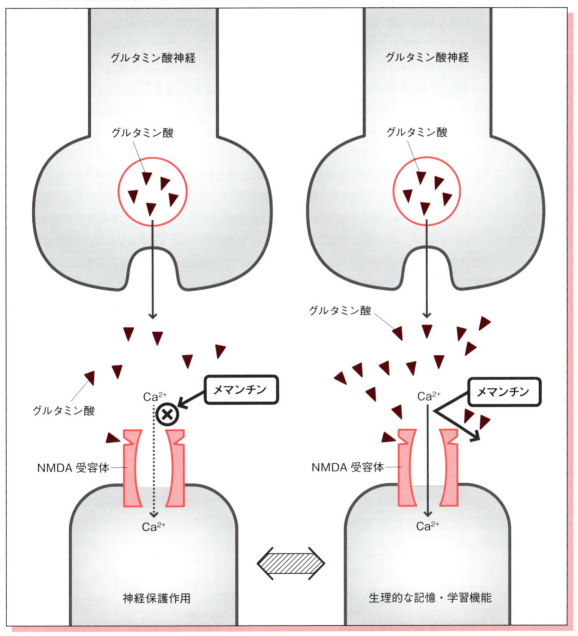

NMDA受容体：N-メチル-D-アスパラギン酸受容体

アルツハイマー型認知症と薬物治療

① アルツハイマー型認知症の病態

　アルツハイマー型認知症は，最も患者数の多い神経変性疾患の一つで，進行性の認知症状を示す原因不明の疾患である。その病名は，ドイツの精神科医であるA.アルツハイマー博士が初めて報告したことに由来している。アルツハイマー型認知症では，病気に対する認識が欠落して，身体の変調や記銘力低下を自覚しないことが多い。初期症状としては，物忘れ（近時の記憶障害），記銘力低下，物盗られ妄想，うつ状態などがあり，その後，異常行動（徘徊など），運動機能障害を来し，寝たきり状態となることがある。画像診断では大脳に強い委縮が確認できる。

　特徴的な病理変化として，神経細胞外に沈着する老人斑，神経細胞内に蓄積する神経原線維変化，大脳皮質や海馬を中心とする神経細胞の脱落がみられる。最初に，アミロイドβ蛋白（amyloid beta-protein：Aβ）が神経細胞外に蓄積して，老人斑が形成される。その後，Aβが神経細胞に障害を与えて，神経細胞内にリン酸化されたタウ蛋白が蓄積した異常な線維構造（神経原線維変化）が生じる。この神経原線維変化が神経細胞死を生じさせ，最終的に，大脳皮質や海馬を中心とする神経細胞の脱落を引き起こして，認知症に至ると考えられている[3]（アミロイド仮説）。

　アルツハイマー型認知症では，確定的な診断マーカーはなく，臨床症状，臨床経過，心理検査結果，画像検査所見などを総合して診断される。心理検査には，改訂長谷川式簡易知能スケールやミニメンタルステート検査（MMSE）などが用いられる。画像検査としては，CT，MRI，SPECT，PETなどがある。

② アルツハイマー型認知症の薬物治療

　アルツハイマー型認知症に対する薬物治療は，根本治療薬と症状改善薬に大別される[4]。根本治療薬には，Aβの生合成や沈着などに関与するβ/γセダクターゼ阻害薬，Aβワクチンなどがある。根本治療薬に大きな期待が寄せられているが，現在は市販されていない[4]。一方，症状改善薬は，いわゆる抗認知症薬（アルツハイマー型認知症治療薬）と呼ばれ，脳内の神経伝達物質をターゲットとした薬剤であり，すでに4成分が臨床使用されている（表1）。これらは病状の進行を遅延させる効果を示すものの，病気を治癒させたり進行そのものを阻止することはできない。ドネペジル塩酸塩，ガランタミン臭化水素酸塩，リバスチグミンは，コリンエステラーゼ（ChE）阻害薬に分類され，脳内で記

表1　抗認知症薬一覧

分類	一般名	代表的な商品名
コリンエステラーゼ阻害薬	ドネペジル塩酸塩	アリセプト
	ガランタミン臭化水素酸塩	レミニール
	リバスチグミン	リバスタッチ，イクセロン
NMDA受容体拮抗薬	メマンチン塩酸塩	メマリー

憶・学習に深く関与しているアセチルコリンを増加させることで効果を発揮する．メマンチン塩酸塩は神経細胞の興奮と死滅に関与するグルタミン酸の受容体(N-メチル-D-アスパラギン酸受容体：NMDA受容体)に作用して効果を示す．いずれの薬剤も，少量から開始し，副作用に留意しながら漸増して使用することが原則である．

図1に病期別の治療薬選択のアルゴリズムを示す[1]．症状が軽度の場合には，各薬剤の特徴を考慮してChE阻害薬のいずれか1剤を選択する．中等度の場合には，各薬剤の特徴を考慮してChE阻害薬あるいはメマンチンを選択する．重度の場合には，ドネペジルの増量(5 mgから10 mg)かメマンチンあるいは両者の併用を考慮することになる[1]．

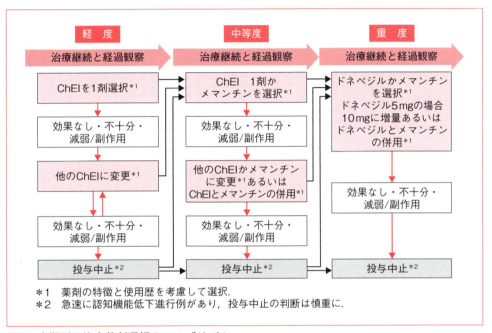

図1 病期別の治療薬剤選択のアルゴリズム
(日本神経学会 監，「認知症疾患診療ガイドライン」作成委員会 編：認知症疾患診療ガイドライン2017, p227, 医学書院, 2017より)

抗認知症薬の作用機序と特徴

①コリンエステラーゼ阻害薬

1) ドネペジル

最も早期に臨床使用が開始された抗認知症薬である．軽度から重度まで重症度に応じた使用が可能で，レビー小体型認知症にも適応を有する．中枢におけるコリン作動性神経において，アセチルコリンエステラーゼ(AChE)を選択的，可逆的に阻害し，シナプス間のアセチルコリン濃度を増加させ，アセチルコリン神経を賦活する(▶作用機序図A)．

剤形が豊富で，錠剤のほか，口腔内崩壊錠，細粒，ドライシロップ，経口用ゼリーがあり，患者の嚥下機能，認知機能に応じた選択が可能である．半減期が長く(70〜80時間)，1日1回の投与で効果を示す．

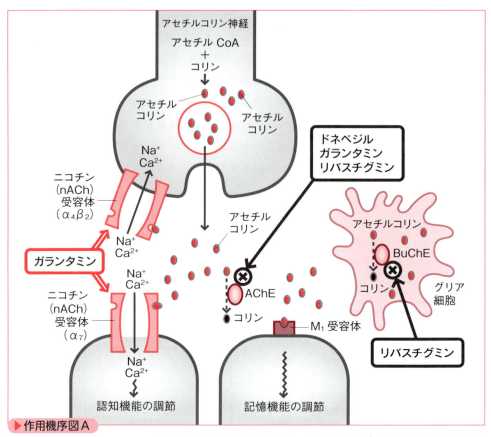

▶作用機序図A

AChE：アセチルコリンエステラーゼ，BuChE：ブチリルコリンエステラーゼ

2) ガランタミン

　軽度から中等度までの病態に使用される。ドネペジルと同様，AChEを可逆的に阻害し，シナプス間におけるアセチルコリン濃度を増加させる（ ▶作用機序図A ）。しかし，AChE阻害作用の特異性は，ドネペジルの約1/4である[5]。また，ニコチン（nACh）受容体のアセチルコリン結合部位とは異なった部位に結合して，ニコチン（nACh）受容体の活性化を増強させる作用（allosteric potentiating ligand：APL）を示し，アセチルコリン神経を賦活する（ ▶作用機序図A ）。

3) リバスチグミン

　軽度から中等度までの病態に使用される。AChEの阻害作用だけではなく，グリア細胞などに発現しているブチリルコリンエステラーゼ（BuChE）も阻害することにより，シナプス間隙のアセチルコリンの濃度を増強させ，アセチルコリン神経を賦活する（ ▶作用機序図A ）。貼付剤として製剤化することで血中濃度の立ち上がりが緩やかになり，消化器系の副作用が軽減されている。経口投与が困難な患者にも有用である。

❷ NMDA受容体拮抗薬

　アルツハイマー型認知症では，Aβの作用などによりグルタミン酸の濃度が持続的に上昇し，NMDA受容体が過剰に活性化している。それによって神経細胞が壊死し，記

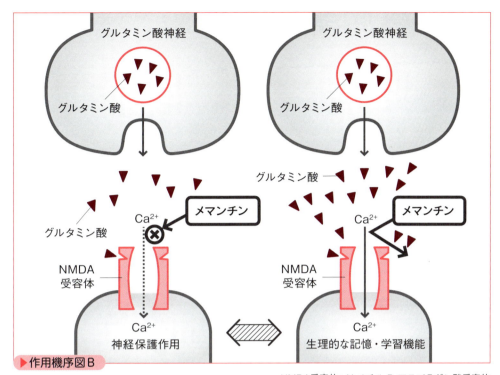

▶作用機序図B

NMDA受容体：N-メチル-D-アスパラギン酸受容体

憶や学習に影響を与えていると考えられている。メマンチンはNMDA受容体と結合することで，細胞内へのCa^{2+}の流入を抑制して過剰な活性化を抑え，神経細胞の保護作用を示す（ ▶作用機序図B 左側 ）。一方，生理的な神経興奮によって一過性に高濃度のグルタミン酸が遊離すると，メマンチンはNMDA受容体から容易に解離して，生理的な記憶・学習機能に影響を与えないと考えられている[4]（ ▶作用機序図B 右側 ）。

中等度および重度の病態に投与でき，他のコリンエステラーゼ阻害薬との併用も可能である。腎排泄型薬剤のため，腎機能が低下している患者への投与には注意を要する。

引用文献

1) 日本神経学会 監,「認知症疾患診療ガイドライン」作成委員会 編：認知症疾患診療ガイドライン2017, pp1-236, 医学書院, 2017
2) 厚生労働省：認知症施策推進総合戦略（新オレンジプラン）．
   (http://www.mhlw.go.jp/file/06-Seisakujouhou-12300000-Roukenkyoku/nop1-2_3.pdf)
3) 橋本 衛：アルツハイマー病による認知症／軽度認知障害. 別冊日本臨牀, 39：162-168, 2017
4) 工藤 喬, 小山真輝：神経認知障害の対応と治療—薬物治療—. 別冊日本臨牀, 39：213-220, 2017
5) 田中千賀子：抗認知症薬, 脳循環・代謝改善薬. NEW薬理学 改訂第7版（田中千賀子, 加藤隆一, 他 編），pp312-317, 南江堂, 2017

参考文献

6) 石井邦雄：中枢神経系に作用する薬. はじめの一歩のイラスト薬理学, pp59-100, 羊土社, 2013
7) 黒山政一, 香取祐介：心と神経系に作用する薬. 初めの一歩は絵で学ぶ 薬理学, pp21-46, じほう, 2014

（黒山 政一）

7 鎮痛薬

代表的な鎮痛薬
- 非ステロイド抗炎症薬（NSAIDs）
- アセトアミノフェン
- オピオイド
- プレガバリン

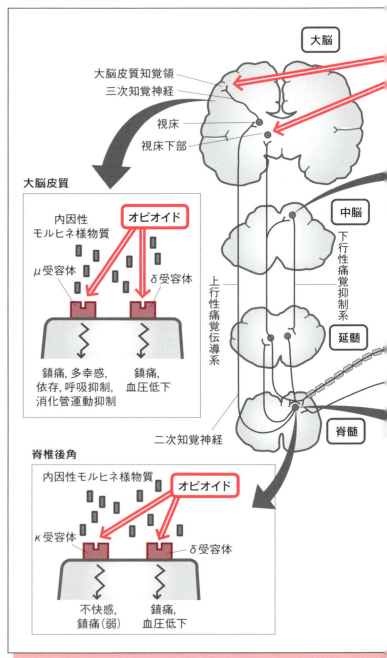

鎮痛薬の作用機序

⇒ 刺激または促進（補充）
→⊗ 遮断（拮抗）または阻害

痛みとは

痛みとは，皮膚や骨，筋肉，関節などの体性組織や，内臓，神経が損傷した際，または損傷し得る刺激が加わった際に発生する，不快な感覚体験および情動体験である。体性組織の痛み（体性痛）は切る，刺す，叩くなどの機械的な刺激が原因で，損傷部位に痛みが局限する。一方，内臓痛は臓器の炎症や管腔内圧の上昇，圧迫などが原因で，痛みの局在が不明瞭である。神経の損傷による疼痛は神経の圧迫や断裂が原因で，慢性化しやすい[1]。痛みは主観的な症状であるため，器質的な痛みに加えて精神的苦痛や社会的苦痛も含まれる。特に日本人の死因第1位であるがんの疼痛は，進行がんの70〜80％の患者に生じるといわれている[2]。

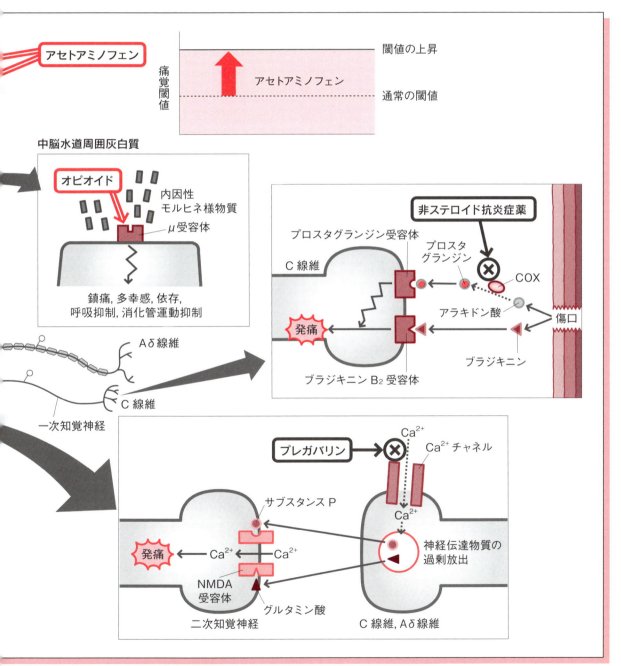

μ受容体：オピオイドμ受容体，δ受容体：オピオイドδ受容体，κ受容体：オピオイドκ受容体，COX：シクロオキシゲナーゼ

痛みの発生機序と痛みに対する薬物治療

①痛みの発生機序

　末梢の組織が炎症や圧刺激，化学的刺激などにより損傷を受けると，損傷部位から発痛物質が放出される。発痛物質は末梢の知覚神経終末にある侵害受容器を刺激し，いくつかの神経を介して中枢に伝達され，痛みとして感知される。末梢の知覚神経（一次ニューロン）は，有髄で伝達速度の速いAδ線維と，無髄で伝達速度の遅いC線維からなる。Aδ線維は局在性の明らかな，刺すような鋭い痛みを，C線維は局在性の不明瞭な鈍い痛みを伝える。一次ニューロンは脊髄後角から脊髄に入り，神経終末で神経伝達物質のグルタミン酸やサブスタンスPを放出して，視床まで続く二次知覚神経（二次ニューロン）へ刺激を伝達する。さらに，視床から三次知覚神経（三次ニューロン）を介して大脳皮質知覚領野へ情報が伝達されることで痛みとして認識される（上行性痛覚伝導系）。

　一方，痛みは不快な感覚であり，機能的な活動の妨げになることから，脳への警告を終えた後はある程度，痛みを抑制する機能が働く。中脳や延髄の脳幹部から，セロトニンやノルアドレナリンなどの神経伝達物質を介して脊髄へ痛覚抑制の刺激が伝わる（下行性痛覚抑制系）。また，疼痛抑制機構には内因性モルヒネ様物質とオピオイド受容体が関与する。オピオイド受容体は大脳皮質，視床，中脳，延髄，脊髄などに広く分布し，上行性痛覚伝導系の抑制および下行性痛覚抑制系の亢進によって，鎮痛効果を発揮する。

　神経障害性疼痛は，神経の圧迫や断裂が原因で起こる痛みで，体性痛や内臓痛のように生体防御のための反応とは異なる。損傷した神経領域のしびれを伴う痛みや電気が走るような痛みを感じる。侵害受容器は刺激されないが，神経終末から痛みを伝える神経伝達物質が放出され，病的な神経伝導が生じる。

②痛みに対する薬物治療

　主な鎮痛薬を表1，表2に示す。器質的な痛みに対して鎮痛薬を使用する際，痛む部位，痛みの強さ，痛みのパターン，痛みが及ぼす日常生活への影響などを評価し，まずはオピオイド以外の鎮痛薬の使用を検討する。

　オピオイドは，乱用や依存が問題となるため，非がん性慢性疼痛への使用は慎重に行う必要がある。一方，がん性疼痛患者ではオピオイドの乱用や依存は生じにくく，オピオイドを含むWHO方式がん疼痛治療法に則って実施されることが基本とされている。この治療法では，夜間の睡眠確保，安静時の痛みの消失，動作に伴う痛みの消失を目標とし，治療にあたって守るべき「WHO方式がん疼痛治療法の5原則」（表3）と，痛みの強さの程度による鎮痛薬の選択方法を示した「WHO方式3段階除痛ラダー」（図1）からなる。WHO方式がん疼痛治療法では，70〜90％の患者で効果的に痛みの軽減が得られることが明らかになっている[2]。

　神経障害性疼痛の治療薬は，病的な神経伝導の原因となる神経伝達物質の過剰放出を抑制する。しかし，体性痛や内臓痛の多くが一時的な痛みであるのに対し，神経障害性疼痛は慢性化し，治療に難渋することが多い。

表1 代表的な鎮痛薬一覧

薬効分類		一般名	代表的な商品名
非ステロイド抗炎症薬（NSAIDs）	サリチル酸系	アスピリン	アスピリン
	アントラニル酸系	メフェナム酸	ポンタール
		フルフェナム酸アルミニウム	オパイリン
	アリール酢酸系	ジクロフェナクナトリウム	ボルタレン，ナボール，レクトス
		アンフェナクナトリウム水和物	フェナゾックス
		インドメタシン	インダシン，インテバン，イドメシン，カトレップ，インサイド
		インドメタシンファルネシル	インフリー
		アセメタシン	ランツジール
		プログルメタシンマレイン酸塩	ミリダシン
		スリンダク	クリノリル
		モフェゾラク	ジソペイン
		フェルビナク	ナパゲルン，セルタッチ
		エトドラク	ハイペン，オステラック
		ナブメトン	レリフェン
	プロピオン酸系	イブプロフェン	ブルフェン
		フルルビプロフェン	フロベン，アドフィード，ゼポラス，フルルバン，ヤクバン
		フルルビプロフェンアキセチル	ロピオン
		エスフルルビプロフェン・ハッカ油	ロコア
		ケトプロフェン	ケトプロフェン，カピステン，エパテック，セクター，モーラス，ミルタックス
		ナプロキセン	ナイキサン
		プラノプロフェン	ニフラン
		チアプロフェン酸	スルガム
		オキサプロジン	アルボ
		ロキソプロフェンナトリウム水和物	ロキソニン
		ザルトプロフェン	ソレトン，ペオン
	オキシカム系	ピロキシカム	フェルデン，バキソ
		アンピロキシカム	フルカム
		ロルノキシカム	ロルカム
		メロキシカム	モービック
	コキシブ系	セレコキシブ	セレコックス
	塩基性	チアラミド塩酸塩	ソランタール
その他の鎮痛薬	パラアミノフェノール	アセトアミノフェン	アンヒバ，アルピニー，カロナール，アセリオ
神経障害性疼痛治療薬		プレガバリン	リリカ

表2 代表的なオピオイド（麻薬性鎮痛薬，非麻薬性鎮痛薬）

薬効分類	一般名	代表的な商品名
麻薬性鎮痛薬	モルヒネ塩酸塩水和物	モルヒネ塩酸塩，アンペック，オプソ，パシーフ
	モルヒネ硫酸塩水和物	カディアン，MSコンチン，MSツワイスロン
	オキシコドン塩酸塩水和物	オキノーム，オキファスト，オキシコンチン
	フェンタニル	デュロテップMT，ワンデュロ
	フェンタニルクエン酸塩	フェンタニル，フェントス，イーフェン，アブストラル
	ペチジン塩酸塩	オピスタン
	メサドン塩酸塩	メサペイン
	タペンタドール塩酸塩	タペンタ
	コデインリン酸塩水和物	コデインリン酸塩
	ジヒドロコデインリン酸塩	ジヒドロコデインリン酸塩
	アヘン	アヘン，アヘンチンキ
	アヘンアルカロイド塩酸塩	パンオピン
	ヒドロモルフォン塩酸塩	ナルサス，ナルラピド
非麻薬性鎮痛薬	塩酸ペンタゾシン	ソセゴン，ペルタゾン
	エプタゾシン臭化水素酸塩	セダペイン
	ブプレノルフィン	ノルスパン
	ブプレノルフィン塩酸塩	レペタン
	トラマドール塩酸塩	トラマール，ワントラム

表3 WHO方式がん疼痛治療法の5原則

- 経口的に（by mouth）
- 時刻を決めて規則正しく（by the clock）
- 除痛ラダーにそって効力の順に（by the ladder）
- 患者ごとの個別的な量で（for the individual）
- そのうえで細かい配慮を（with attention to detail）

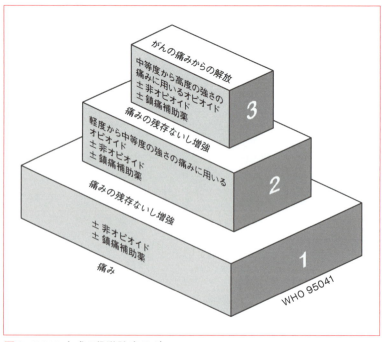

図1 WHO方式3段階除痛ラダー

鎮痛薬の作用機序と特徴

①非ステロイド抗炎症薬（NSAIDs）

炎症部位においてシクロオキシゲナーゼ（COX）を阻害することで，炎症部位から放出されたアラキドン酸からプロスタグランジンの産生を阻害し，ブラジキニンによる発痛作用の増強を抑制する（▶作用機序図A）。NSAIDsは化学構造により酸性のサリチル酸系薬，アントラニル酸系薬，アリール酢酸系薬，プロピオン酸系薬，オキシカム系薬，中性のコキシブ系薬，塩基性NSAIDsに分類することができる。各群の薬理作用はある程度類似している。COXには，胃粘膜や血小板などの正常細胞に発現しているCOX-1と，炎症部位に発現するCOX-2の2つのアイソザイムがあり，コキシブ系NSAIDsはCOX-2を選択的に阻害する。また，塩基性NSAIDsのCOX阻害作用は弱い。NSAIDsの多くはどちらのCOXも阻害するため，COX-1阻害による胃腸障害や血小板凝集能低下などの副作用に注意が必要である。

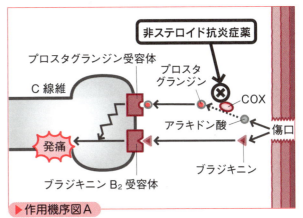

▶作用機序図A

COX：シクロオキシゲナーゼ

②その他の鎮痛薬（アセトアミノフェン）

アセトアミノフェンの作用機序は明らかになっていない。主に視床および大脳皮質における痛覚閾値を高めることで鎮痛作用を発揮すると考えられている（▶作用機序図B）。NSAIDsで問題となる胃腸障害や血小板凝集能低下などは少なく，NSAIDsが使用しにくい場合に有用性が高い。副作用として肝障害に注意が必要である。

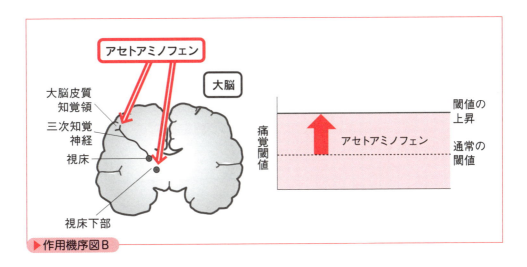

▶作用機序図B

③オピオイド(麻薬性鎮痛薬・非麻薬性鎮痛薬)

オピオイド受容体に親和性を有する内因性モルヒネ様物質，麻薬性鎮痛薬や麻薬に指定されていない非麻薬性鎮痛薬を含めて，オピオイドと総称する。オピオイド受容体には4つのサブタイプがあり，そのうちμ，δ，κ受容体にオピオイドが結合することにより鎮痛作用を示す(▶作用機序図C)。

鎮痛作用に大きく関与するのはμ受容体であり，主に大脳皮質や中脳に存在するμ受容体が刺激されると，内因性の下行性痛覚抑制系を活性化する。また，視床から大脳皮質への痛覚伝達を抑制し，強力な鎮痛作用を発揮する。そのほか，多幸感(陶酔感)，依存，鎮咳，消化管運動抑制，縮瞳，呼吸抑制などの作用を有する。

主に脊髄に存在するκ受容体は，不快感や弱い鎮痛作用，脊髄や大脳辺縁系に存在するδ受容体は鎮痛作用や血圧低下作用を有する。

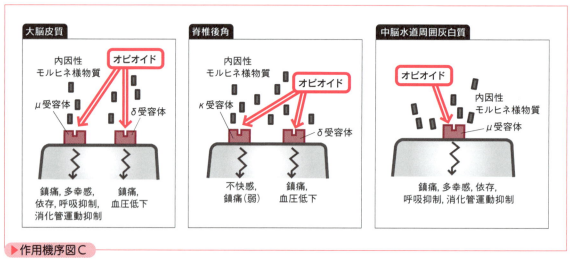

▶作用機序図C

μ受容体：オピオイドμ受容体，δ受容体：オピオイドδ受容体，κ受容体：オピオイドκ受容体

④神経障害性疼痛治療薬

プレガバリンは，一次ニューロンシナプス前膜に存在するCa^{2+}チャネルα_2-δサブユニットに結合し，神経興奮に伴う神経終末へのCa^{2+}の流入を抑制する。神経終末のCa^{2+}減少により，神経伝達物質のグルタミン酸やサブスタンスPの過剰放出が抑制され，鎮痛作用を発揮すると推測されている(▶作用機序図D)。プレガバリンの副作用として，眠気やめまいに注意が必要である。

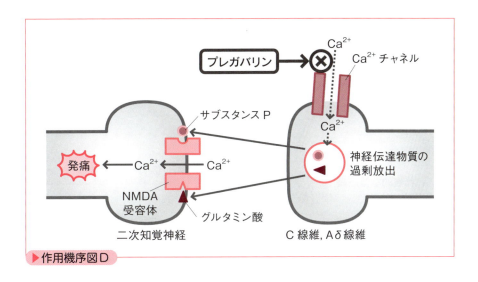
▶作用機序図D

引用文献

1) 日本緩和医療学会 緩和医療ガイドライン委員会 編：がん疼痛の薬物療法に関するガイドライン 2014年版, pp12-15, pp18-28, pp37-41, pp42-44, 金原出版, 2014
2) 厚生労働省：医療用麻薬によるがん疼痛緩和の基本方針. 医療用麻薬適正使用ガイダンス, 2017
（http://www.mhlw.go.jp/bunya/iyakuhin/yakubuturanyou/dl/2012iryo_tekisei_guide_001.pdf）

参考文献

3) 仲田義啓：鎮痛薬. 標準医療薬学 薬理学（辻本豪三, 小池勝夫 編）, pp198-204, 医学書院, 2009
4) 山田圭輔, 鈴木 勉 監：鎮痛薬. 薬がみえるvol.1（医療情報科学研究所 編）, pp118-137, メディックメディア, 2014
5) 植田弘師：鎮痛薬. NEW薬理学 改訂第7版（田中千賀子, 加藤隆一 編）, pp359-370, 南江堂, 2017

（香取 祐介, 黒山 政一）

8 降圧薬

代表的な降圧薬

- カルシウム拮抗薬
- アンジオテンシン変換酵素阻害薬（ACE阻害薬）
- アンジオテンシンⅡ受容体拮抗薬（ARB）
- 利尿薬
- β遮断薬
- α遮断薬
- レニン阻害薬

→⊗ 遮断（拮抗）または阻害

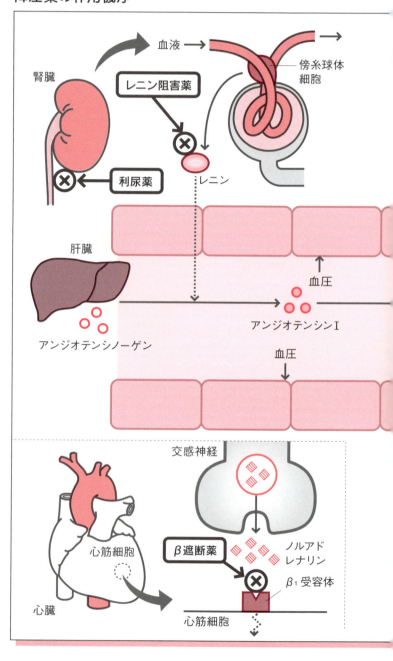

降圧薬の作用機序

高血圧症とは

　高血圧症は代表的な生活習慣病の一つで，わが国の患者数は4,000万人以上と推定される。日本高血圧学会では，高血圧は収縮期血圧が140mmHg以上，拡張期血圧が90mmHg以上と定義している。高血圧の約9割は，明らかな原因のない本態性高血圧で，遺伝的要因に塩分過剰摂取，精神的ストレス，過労，運動不足，肥満などが関連し発症する。一般的に特異的な臨床症状は少ないが，高血圧に起因する死亡者数は年間約10万人にもなり，心血管病による死亡の約50％，脳卒中罹患の50％以上が高血圧によると考えられている。

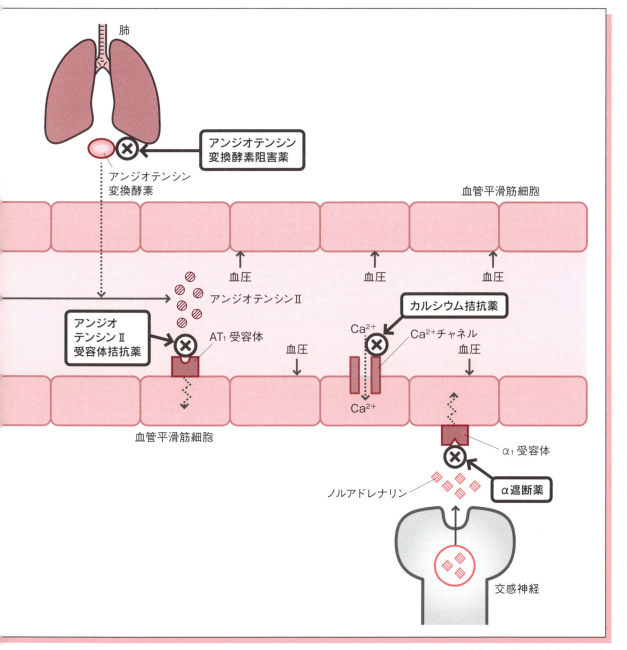

AT_1受容体：アンジオテンシンⅡ受容体のタイプ1受容体

高血圧症の治療

　高血圧治療の目的は，高血圧状態の持続による心血管病の発症・進展・再発による死亡やQOLの低下を抑制することである。臨床試験のメタアナリシスの結果，収縮期血圧10mmHg，拡張期血圧5mmHgの低下により心血管病リスクは脳卒中で約40％，冠動脈疾患で約20％低下することが明らかになっている[1]。

　治療はすべての年齢層の高血圧患者に行う。目標血圧（診察室血圧）は，①若年・中年・前期高齢者，脳血管障害患者，冠動脈疾患患者で140／90mmHg未満，②後期高齢者で150／90mmHg（忍容性があれば140／90mmHg未満），③糖尿病患者，CKD患者（蛋白尿陽性）では130／80mmHg未満とされている[2]。

　高血圧治療は，患者の心血管病リスクに応じて，生活習慣の修正指導と降圧薬治療を行う（図1，表1）。

　生活習慣の修正指導内容は，減塩（6g/日未満），野菜・果物の積極的摂取（重篤な腎障害患者には積極的摂取は推奨しない，肥満・糖尿病患者では糖分の多い果物の過剰摂取に注意する），コレステロールや飽和脂肪酸摂取の制限，魚（魚油）の積極的摂取，減量（BMI 25未満），運動（有酸素運動を中心に毎日30分以上を目標とする），節酒（エタノール換算で，男性20～30mL/以下，女性10～20mL/以下），禁煙（受動喫煙の防止も含む）を複合的に実施する。

　多くの高血圧患者において，生活習慣の修正だけでは目標血圧に到達することが難し

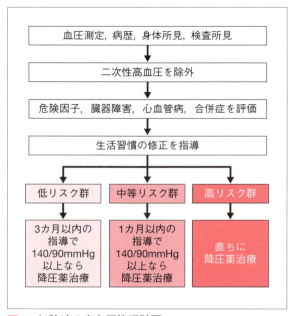

図1　初診時の高血圧管理計画
（日本高血圧学会高血圧治療ガイドライン作成委員会 編：高血圧治療ガイドライン2014, p33, 日本高血圧学会, 2014より）

く，薬物治療が必要である。降圧薬で血圧を下げることで心血管病の発症を予防することができる。

降圧薬の選択として，「高血圧治療ガイドライン2014」では第一選択薬としてカルシウム拮抗薬，アンジオテンシン変換酵素阻害薬（ACE阻害薬），アンジオテンシンⅡ受容体拮抗薬（ARB），利尿薬，β遮断薬（αβ遮断薬を含む）が推奨されている。高血圧患者の病態に合わせ，まず積極的適応となる降圧薬を選択する（表2）。積極的適応がない場合は，ACE阻害薬/ARBまたはカルシウム拮抗薬，またはサイアザイド系利尿薬のいずれかを選択する。

1剤で十分な降圧効果を得られない場合は，カルシウム拮抗薬，ACE阻害薬/ARB，サイアザイド系利尿薬のうち2剤を併用する。さらに，2剤でも目標血圧を得られない場合には，上記の3剤を併用する。3剤を併用しても十分な降圧効果を得られない治療

表1 診察室血圧に基づいた心血管病リスク分類

リスク層 （血圧以外の予後影響因子）	血圧分類	Ⅰ度高血圧 140〜159/ 90〜99mmHg	Ⅱ度高血圧 160〜179/ 100〜109mmHg	Ⅲ度高血圧 ≧180/ ≧110mmHg
リスク第一層 （予後影響因子がない）		低リスク	中等リスク	高リスク
リスク第二層 （糖尿病以外の1〜2個の危険因子，3項目を満たすMetSのいずれかがある）		中等リスク	高リスク	高リスク
リスク第三層 （糖尿病，CKD，臓器障害/心血管病，4項目を満たすMetS，3個以上の危険因子のいずれかがある）		高リスク	高リスク	高リスク

（日本高血圧学会高血圧治療ガイドライン作成委員会 編：高血圧治療ガイドライン2014, p33, 日本高血圧学会, 2014より）

表2 主要降圧薬の積極的適応

	カルシウム拮抗薬	ARB/ACE阻害薬	サイアザイド系利尿薬	β遮断薬
左室肥大	●	●		
心不全		●*1	●	●*1
頻脈	● （非ジヒドロピリジン系）			●
狭心症	●			●*2
心筋梗塞後		●		●
CKD（蛋白尿−）	●	●	●	
CKD（蛋白尿＋）		●		
脳血管障害慢性期	●	●	●	
糖尿病/MetS*3		●		
骨粗鬆症			●	
誤嚥性肺炎		● （ACE阻害薬）		

*1 少量から開始し，注意深く漸増する
*2 冠攣縮性狭心症には注意
*3 メタボリックシンドローム

（日本高血圧学会高血圧治療ガイドライン作成委員会 編：高血圧治療ガイドライン2014, p46, 日本高血圧学会, 2014より）

抵抗性高血圧に対しては，カルシウム拮抗薬，ACE阻害薬/ARB，サイアザイド系利尿薬に加え，βもしくはα遮断薬，抗アルドステロン薬，他の種類の降圧薬の併用を検討する。

降圧薬の一覧を表3に示す。

表3　代表的な降圧薬一覧

薬効分類	一般名	代表的な商品名
カルシウム拮抗薬	アゼルニジピン	カルブロック
	アムロジピンベシル酸塩	アムロジン，ノルバスク
	アラニジピン	サプレスタ，ベック
	エホニジピン塩酸塩エタノール付加物	ランデル
	ジルチアゼム塩酸塩	ヘルベッサー
	シルニジピン	アテレック
	ニカルジピン塩酸塩	ペルジピン
	ニソルジピン	バイミカード
	ニトレンジピン	バイロテンシン
	ニフェジピン	アダラート，セパミット
	ニルバジピン	ニバジール
	バルニジピン塩酸塩	ヒポカ
	フェロジピン	スプレンジール
	ベニジピン塩酸塩	コニール
	マニジピン塩酸塩	カルスロット
アンジオテンシン変換酵素阻害薬（ACE阻害薬）	アラセプリル	セタプリル
	イミダプリル塩酸塩	タナトリル
	エナラプリルマレイン酸塩	レニベース
	キナプリル塩酸塩	コナン
	カプトプリル	カプトリル
	シラザプリル水和物	インヒベース
	テモカプリル塩酸塩	エースコール
	デラプリル塩酸塩	アデカット
	トランドラプリル	オドリック，プレラン
	ベナゼプリル塩酸塩	チバセン
	ペリンドプリルエルブミン	コバシル
	リシノプリル水和物	ロンゲス，ゼストリル
アンジオテンシンⅡ受容体拮抗薬（ARB）	アジルサルタン	アジルバ
	イルベサルタン	イルベタン，アバプロ
	オルメサルタン メドキソミル	オルメテック
	カンデサルタン シレキセチル	ブロプレス
	テルミサルタン	ミカルディス
	バルサルタン	ディオバン
	ロサルタンカリウム	ニューロタン

薬効分類	一般名	代表的な商品名
利尿薬	インダパミド[d]	ナトリックス，テナキシル
	エプレレノン[b]	セララ
	スピロノラクトン[b]	アルダクトンA
	トリアムテレン[c]	トリテレン
	トリクロルメチアジド[a]	フルイトラン
	ベンチルヒドロクロロチアジド[a]	ベハイド
	トリパミド[d]	ノルモナール
	ヒドロクロロチアジド[a]	ヒドロクロロチアジド
	フロセミド[e]	ラシックス，オイテンシン
	メチクラン[d]	アレステン
	メフルシド[d]	バイカロン
β遮断薬	アセブトロール塩酸塩	アセタノール
	アテノロール	テノーミン
	カルテオロール塩酸塩	ミケラン
	セリプロロール塩酸塩	セレクトール
	ナドロール	ナディック
	ニプラジロール	ハイパジール
	ビソプロロールフマル酸塩	メインテート
	ビソプロロール	ビソノ
	ピンドロール	カルビスケン
	プロプラノロール塩酸塩	インデラル
	ベタキソロール塩酸塩	ケルロング
	メトプロロール酒石酸塩	ロプレソール，セロケン
αβ遮断薬	アモスラロール塩酸塩	ローガン
	アロチノロール塩酸塩	アロチノロール塩酸塩
	カルベジロール	アーチスト
	ベバントロール塩酸塩	カルバン
	ラベタロール塩酸塩	トランデート
α遮断薬	ウラピジル	エブランチル
	テラゾシン塩酸塩水和物	ハイトラシン，バソメット
	ドキサゾシンメシル酸塩	カルデナリン
	フェントラミンメシル酸塩	レギチーン
	ブナゾシン塩酸塩	デタントール
レニン阻害薬	アリスキレンフマル酸塩	ラジレス

a) サイアザイド系利尿薬
b) K保持性利尿薬（抗アルドステロン薬）
c) K保持性利尿薬
d) サイアザイド系類似利尿薬
e) ループ利尿薬

☑ 降圧薬の作用機序と特徴

① カルシウム拮抗薬

血管平滑筋細胞のCa^{2+}チャネルに結合し，細胞内へのCa^{2+}流入を抑制することによって，血管を拡張させる（▶作用機序図A）。特に血管拡張作用が強く心臓への作用が弱いジヒドロピリジン系の薬剤が高血圧治療に多く用いられている。ジヒドロピリジン系薬は心抑制作用が弱いため，短時間作用型の薬剤では急激な血管拡張作用に伴い交感神経系が亢進し，反射性頻脈が生じやすい。カルシウム拮抗薬は心不全患者には慎重投与，非ジヒドロピリジン系薬は徐脈に対して禁忌となっている。

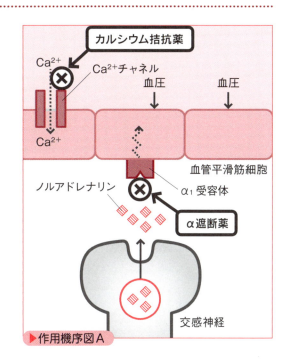

▶作用機序図A

② アンジオテンシン変換酵素阻害薬（ACE阻害薬）

肺の血管内皮細胞で産生されるアンジオテンシン変換酵素を阻害することで，血管収縮作用のあるアンジオテンシンⅡの産生を抑制する（▶作用機序図B）。アンジオテンシン変換酵素はキニナーゼⅡとも呼ばれ，ブラジキニンを分解する役割も担っている。そのため，ACE阻害薬によりブラジキニンの分解も抑制されることから，夜間に空咳が発現しやすい。また，腎臓の輸出細動脈を拡張することで糸球体内圧を低下させ，尿蛋白を減少させるので，腎機能の悪化を抑制する。妊娠中の患者，血管神経性浮腫，高カリウム血症，特定の膜を用いるアフェレーシス，血液透析患者には禁忌となっている。

③ アンジオテンシンⅡ受容体拮抗薬（ARB）

アンジオテンシンⅡが血管平滑筋細胞にあるアンジオテンシンⅡ受容体のタイプ1受容体（AT_1受容体）に結合するのを抑制することで血管平滑筋を弛緩させる（▶作用機序図B）。ACE阻害薬と異なり，ブラジキニンの分解には影響しないため，空咳は起こりにくい。ACE阻害薬と同様，腎保護効果が期待できる。妊娠中の患者，高カリウム血症の患者には禁忌となっている。

④ 利尿薬（P.94～「第11章 利尿薬」参照）

腎尿細管において排尿を促すことで体内循環血液量を減らし，血圧を低下させる。特にサイアザイド系利尿薬は血管平滑筋弛緩作用も有しており，高血圧治療の第一選択薬の1つとなっているが，低カリウム血症の患者には禁忌である。

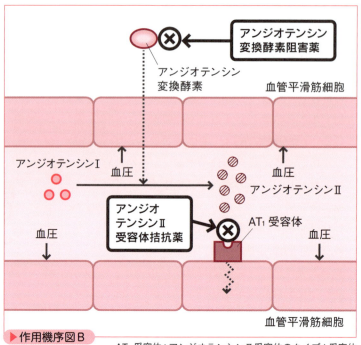

▶作用機序図B

AT₁受容体：アンジオテンシンⅡ受容体のタイプ1受容体

⑤ β遮断薬

　心筋細胞のβ_1受容体を遮断することで心拍出量を減少させる（▶作用機序図C）。また，腎臓からのレニン分泌を抑制することで，レニン－アンジオテンシン－アルドステロン系による血管収縮を抑制する。交感神経が活発な若年者の高血圧症などに用いられる一方，糖・脂質代謝に悪影響を及ぼすことがあるため，糖尿病患者や高齢者への第一選択薬とはならない。喘息患者や高度の徐脈のある患者には禁忌となっている。

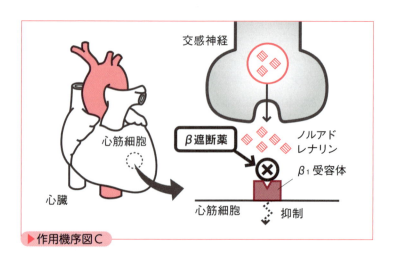

▶作用機序図C

⑥ α遮断薬

血管平滑筋細胞の$α_1$受容体を遮断し，交感神経終末から放出されるノルアドレナリンが$α_1$受容体に結合するのを抑制することで血管を拡張させる（▶作用機序図A）。α遮断薬は褐色細胞腫の手術前や，早朝高血圧に用いられる。主な副作用として，起立性低血圧によるめまいや動悸に注意が必要である。

⑦ レニン阻害薬

アンジオテンシノーゲンからアンジオテンシンIへ変換させるレニンの酵素活性を直接阻害することで，血管収縮作用のあるアンジオテンシンIIの産生を抑制する（▶作用機序図D）。ACE阻害薬やARBの積極的適応例であるにもかかわらず，副作用などの理由で使用できない場合に特に有効である。重大な副作用として，血管浮腫や高カリウム血症などがある。

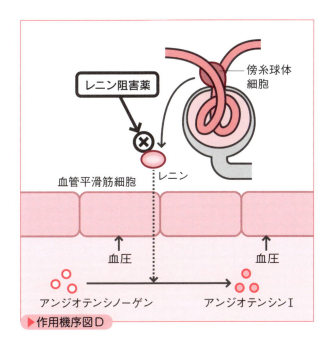

▶作用機序図D

引用文献

1) Law MR, Morris JK, et al.：Use of blood pressure lowering drugs in the prevention of cardiovascular disease：meta-analysis of 147 randomised trials in the context of expectations from prospective epidemiological studies. BMJ, 338：b1665, 2009
2) 日本高血圧学会高血圧治療ガイドライン作成委員会 編：高血圧治療ガイドライン2014, pp31-57, 日本高血圧学会, 2014

参考文献

3) 石井邦雄：循環器系に作用する薬. はじめの一歩のイラスト薬理学, pp101-127, 羊土社, 2013
4) 越前弘俊：高血圧症. 図解 薬理学―病態生理から考える薬の効くメカニズムと治療戦略 第2版, pp113-117, 医学書院, 2008

（香取 祐介，黒山 政一）

9 虚血性心疾患治療薬

代表的な虚血性心疾患治療薬

- β遮断薬
- 硝酸薬
- カルシウム拮抗薬
- ニコランジル

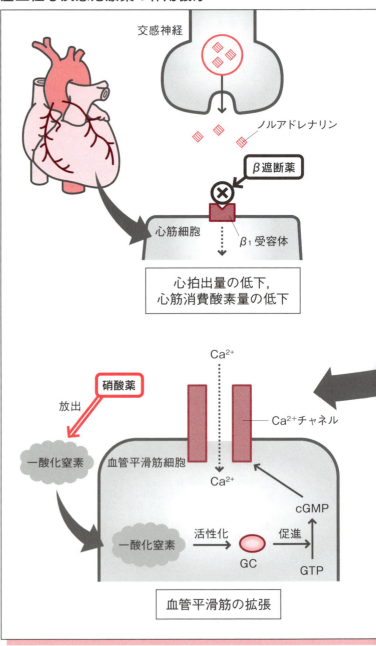

虚血性心疾患治療薬の作用機序

虚血性心疾患とは

　心臓に十分な血液が届かず，酸素不足に陥ることで起こる病態を虚血性心疾患と呼び，国内の死亡率はがんに続く第2位となっている。主に動脈硬化が原因となり，心筋に酸素を運ぶ冠状動脈が狭くなったり，冠状動脈が詰まることで発症する。代表的な虚血性心疾患として，冠状動脈の血流が悪化して一時的に心筋が酸素不足となる狭心症や，冠状動脈の血流の一部が途絶えて心筋が壊死する心筋梗塞があり，いずれも胸の痛みや圧迫感などの自覚症状がある。症状は通常，数十秒から数分続くが，一般に心筋梗塞で症状が強く，長時間続く。

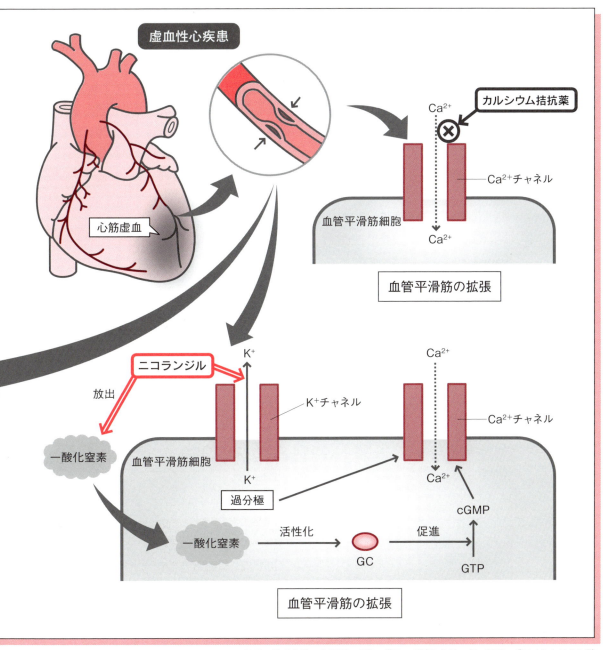

cGMP：サイクリックGMP，GC：グアニル酸シクラーゼ，GTP：グアノシン三リン酸

虚血性心疾患の分類と薬物治療の位置づけ

　虚血性心疾患は，運動などで一時的に心筋虚血となる労作性狭心症，冠状動脈の過剰収縮（れん縮）が原因の冠れん縮性狭心症，動脈硬化により形成されたプラークが血栓性の狭窄を引き起こす不安定狭心症，さらに心筋壊死に至った心筋梗塞に分類できる。冠動脈プラークを基本とした血栓性の心筋虚血を，急性冠症候群（acute coronary syndrome：ACS）と呼ぶ。

　狭心症では抗狭心症薬を中心とした薬物療法が行われる。抗狭心症薬は冠動脈血管を拡張させ，心筋への酸素供給量の増加あるいは，心臓の負担を軽減することで心筋の酸素需要を低下させ，酸素の需要と供給のバランスを改善する。代表的な抗狭心症薬を表1に示す。

　一方，急性冠症候群の治療の目的は延命である。急性冠症候群のうち心電図上でST上昇している場合は，冠動脈が完全に閉塞している可能性が高く，直ちに血流を再開通させる必要がある。臨床診断により心筋梗塞が疑わしい，または確定した場合はモルヒネ，酸素，硝酸薬，アスピリンの投与を行い，その後迅速に冠血行再建術（カテーテルインターベンション，冠動脈バイパス術）を行う。また，急性期を脱した後は，心機能

表1　代表的な抗狭心症薬一覧

薬効分類	一般名	代表的な商品名
β遮断薬	アルプレノロール塩酸塩	スカジロール
	ブフェトロール塩酸塩	アドビオール
	アテノロール	テノーミン
	ビソプロロールフマル酸塩	メインテート
	ベタキソロール塩酸塩	ケルロング
	メトプロロール酒石酸塩	ロプレソール，セロケン
	アセブトロール塩酸塩	アセタノール
	セリプロロール塩酸塩	セレクトール
	ニプラジロール	ハイパジール
	プロプラノロール塩酸塩	インデラル
	ナドロール	ナディック
	カルテオロール塩酸塩	ミケラン
	ピンドロール	カルビスケン
硝酸薬	亜硝酸アミル	亜硝酸アミル
	ニトログリセリン	ミリスロール，ミオコール，ミリス，ニトロダームTTS，ミニトロ，メディトランス
	硝酸イソソルビド	ニトロール，フランドル
	一硝酸イソソルビド	アイトロール
カルシウム拮抗薬	アムロジピンベシル酸塩	アムロジン，ノルバスク
	ジルチアゼム塩酸塩	ヘルベッサー
	ニソルジピン	バイミカード
	ニトレンジピン	バイロテンシン
	ニフェジピン	アダラート，セパミット
	ベニジピン塩酸塩	コニール
	ベラパミル塩酸塩	ワソラン
その他の冠拡張薬	ニコランジル	シグマート
	ジピリダモール	ペルサンチン
	ジラゼプ塩酸塩水和物	コメリアン

の維持，心不全の発症防止，心筋梗塞の再発予防を目的にアンジオテンシン変換酵素阻害薬，抗血小板薬，脂質異常症治療薬による薬物療法を行うことが重要である[1]。

☑ 虚血性心疾患治療薬の作用機序と特徴

① β遮断薬

心筋細胞の$β_1$受容体を遮断し，ノルアドレナリンと$β_1$受容体の結合を抑制することで，心筋収縮力および心拍数の増加を抑え，心筋での酸素消費量を低下させる（▶作用機序図A）。また，左室拡張時間を延長させ，冠動脈の血流量が増加する。酸素消費が高まっている労作性狭心症に有効である。

急性冠症候群の二次予防としての有効性に関する大規模臨床試験は少ないが[2]，心筋梗塞への移行が13％減少したとの報告がある[3]。一方，冠れん縮性狭心症に対してβ遮断薬を投与すると，相対的にα受容体優位となることで血管収縮が助長され，冠血管のれん縮が増悪する。冠狭窄病変が併存し，β遮断薬を投与する必要がある場合には，長時間型カルシウム拮抗薬と必ず併用することが推奨されている[4]。

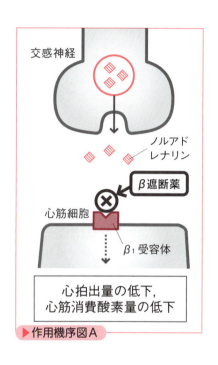

▶作用機序図A

副作用として，徐脈，低血圧，心不全悪化の恐れがあり，うっ血性心不全患者には禁忌である。また，非選択的β遮断薬では，$β_2$遮断作用に伴い気管支喘息が悪化する恐れがあるため禁忌である。

② 硝酸薬

体内で一酸化窒素（NO）を放出し，血管平滑筋細胞内のグアニル酸シクラーゼ（GC）を活性化することでcGMPの産生を促進する。cGMP濃度の上昇に伴ってCa^{2+}チャネルが閉じ，細胞内へのCa^{2+}の流入を抑制して血管が拡張することで，心筋への酸素供給量を増やす（▶作用機序図B）。さらに冠れん縮の解除や予防効果も期待でき，虚血による胸部症状に対する鎮痛効果も示すため，狭心症だけでなく心筋梗塞の標準的初期治療にも用いられる[1]。

硝酸薬の代表であるニトログリセリンは，内服すると肝初回通過効果によりほとんど分解されるため，舌下や皮膚から血液中に浸透させる。一硝酸イソソルビドは初回通過効果を受けにくい。

副作用として頭痛やめまいの恐れがあり，高齢者や脱水を伴う場合には過度の血圧低下を来すことがあるため注意が必要である。

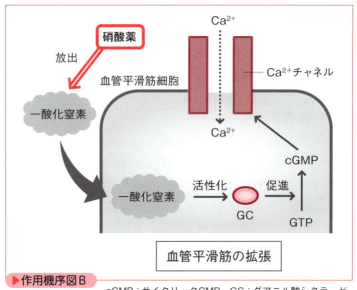

▶作用機序図B

cGMP：サイクリックGMP，GC：グアニル酸シクラーゼ，
GTP：グアノシン三リン酸

③ カルシウム拮抗薬

　血管平滑筋細胞のCa^{2+}チャネルに結合し，Ca^{2+}の通過を抑制することで末梢動脈を拡張させ，心臓の後負荷を軽減する。また，冠状動脈の拡張により心筋への酸素供給量を増やす（▶作用機序図C）。冠れん縮は，冠状動脈の平滑筋の収縮を調節するRhoキナーゼ活性の亢進と，カルシウムイオンの蓄積によって生じると考えられており，カルシウム拮抗薬は冠れん縮性狭心症の第一選択薬となっている[4]。

　副作用として，血管拡張に伴う頭痛やめまい，顔面紅潮などが知られている。

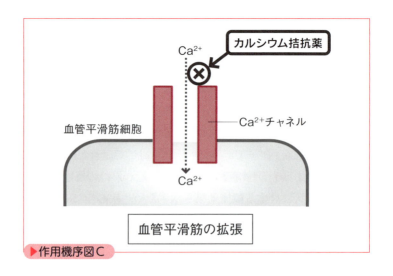

▶作用機序図C

④ ニコランジル

　ニコランジルは体内で脱ニトロ化され，NOを放出することから硝酸薬に分類される

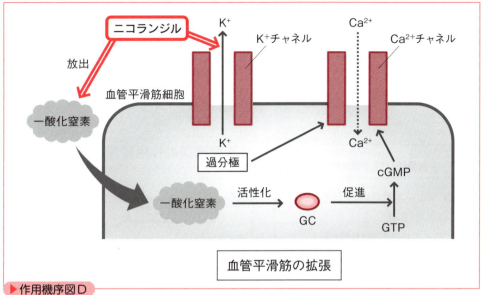

▶作用機序図D

cGMP：サイクリックGMP，GC：グアニル酸シクラーゼ，GTP：グアノシン三リン酸

こともある．硝酸薬と同様の作用のほかに，血管平滑筋細胞膜にあるK^+チャネルを開口し，K^+の透過性を亢進させ，活動電位を過分極（膜電位がマイナス方向に変化）にすることで，電位依存性Ca^{2+}チャネルからのCa^{2+}流入を抑制する．これらの作用によって血管平滑筋が拡張し，心筋への酸素供給量を増やす（▶作用機序図D）．

ニコランジルは，血圧，心拍数，心機能に対する影響が少なく，徐脈や血圧の低い場合にも投与が可能である．また，カルシウム拮抗薬とも異なる薬理作用を示すことから，カルシウム拮抗薬に抵抗性の冠れん縮性狭心症例に併用することで効果が期待できる[4]．

副作用として頭痛やめまいに注意が必要である．

引用文献

1) 循環器病の診断と治療に関するガイドライン（2012年度合同研究班報告）：ST上昇型急性心筋梗塞の診療に関するガイドライン（2013年改訂版），pp4-8, 25-79
（http://www.j-circ.or.jp/guideline/pdf/JCS2013_kimura_h.pdf）
2) 循環器病の診断と治療に関するガイドライン（2011年度合同研究班報告）：非ST上昇型急性冠症候群の診療に関するガイドライン（2012年改訂版），pp27-48
（http://www.j-circ.or.jp/guideline/pdf/JCS2012_kimura_h.pdf）
3) Yusuf S, Wittes J, et al: Overview of results of randomized clinical trials in heart disease. Ⅱ; Unstable angina, heart failure, primary prevention with aspirin, and risk factor modification. JAMA, 260: 2259-2263, 1988
4) 循環器病の診断と治療に関するガイドライン（2011年度合同研究班報告）：冠攣縮性狭心症の診断と治療に関するガイドライン（2013年改訂版），pp25-32
（http://www.j-circ.or.jp/guideline/pdf/JCS2013_ogawah_h.pdf）

参考文献

5) 上妻 謙 監：虚血性心疾患．病気がみえる vol.2 循環器 第4版（医療情報科学研究所 編），pp56-89，メディックメディア，2010
6) 黒山政一，香取祐介：虚血性心疾患．初めの一歩は絵で学ぶ 薬理学，pp48-51，じほう，2014

（香取 祐介，黒山 政一）

10 抗不整脈薬

代表的な抗不整脈薬
- Na^+チャネル遮断薬（Ⅰ群）
- β遮断薬（Ⅱ群）
- K^+チャネル遮断薬（Ⅲ群）
- カルシウム拮抗薬（Ⅳ群）

 遮断（拮抗）または阻害

抗不整脈薬の作用機序

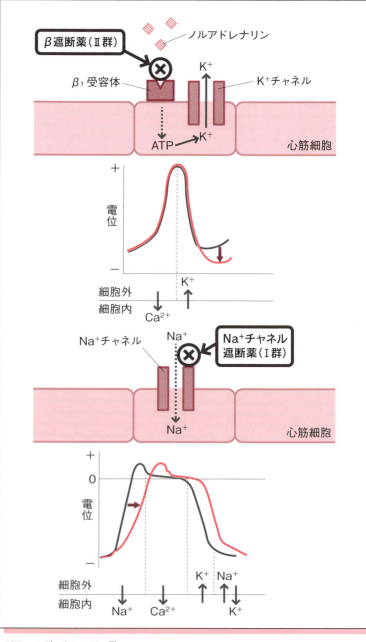

ATP：アデノシン三リン酸

不整脈とは

心臓の収縮異常によって心拍数やリズムが乱れることを総称して不整脈と呼ぶ。正常な心臓では，洞房結節から発生した電気的興奮が，心房筋→房室結節→ヒス束→脚→プルキンエ線維→心室筋と伝達され，規則正しく拍動するが，不整脈はこの伝達の過程のどこかで異常が起きている状態である。症状は，無症候性のものから致死的なものまでさまざまである。代表的な不整脈である心房細動は，心臓死を増加させるほか，心原性塞栓症の原因となる。2050年のわが国での心房細動有病数は約103万人に達すると推定されている。

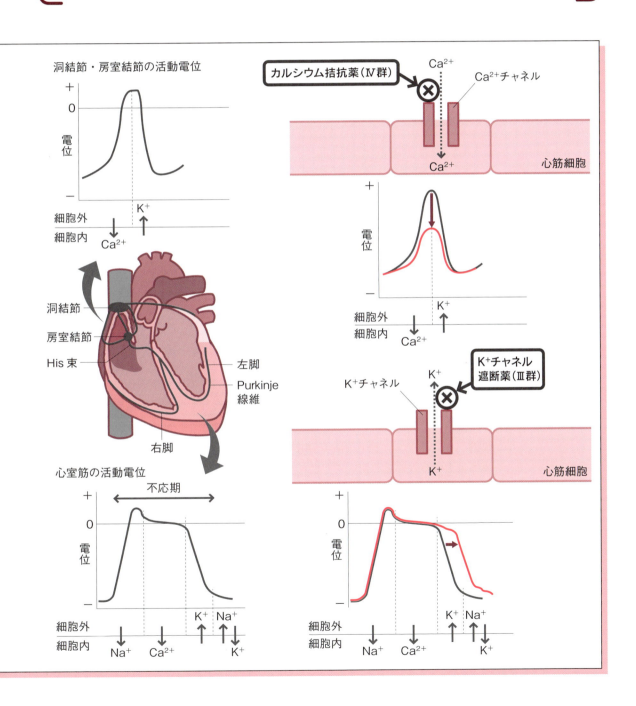

不整脈の種類と薬物治療

不整脈はその発生機序により，刺激生成異常によるものと，興奮伝導異常によるものに分類できる（表1）。心拍数が100回/分以上の不整脈を頻脈性不整脈，60回/分以下の不整脈を徐脈性不整脈と呼ぶ。不整脈の多くは心電図検査により診断できる。

不整脈治療の目的は，心拍数の調節と洞調律の維持による症状の改善および突然死の予防である。治療は，不整脈の種類や基礎心疾患の有無によって必要性と緊急性が異なる。

表1 不整脈の種類

		上室性（心房性）	心室性
刺激生成異常	頻脈性不整脈	洞頻脈 上室期外収縮 発作性上室頻拍（心房頻拍，接合部頻拍） 心房粗動 心房細動	心室期外収縮 心室頻拍 心室細動
	徐脈性不整脈	洞徐脈 洞停止	
興奮伝導異常	徐脈性不整脈	洞房ブロック 心房内ブロック 房室ブロック 　第1度房室ブロック 　第2度房室ブロック（Wenckebach型，MobitzⅡ型） 　第3度房室ブロック（完全房室ブロック） 心室内伝導障害	
	その他	WPW症候群（Kent束，Mahaim線維，James束）	

〔笠貫宏, 大江透：不整脈. 新臨床内科学 第9版（高久史麿, 尾形悦郎, 他 編）, p.280, 医学書院, 2009を参考に作成〕

① 徐脈性不整脈

徐脈性不整脈では，心拍出が十分に得られない場合に，めまいや失神，心不全などの症状が現れることがある。症状がなければ特別な治療を行わずに経過観察とするが，症状を伴う場合には，徐脈を引き起こしている原因を取り除く。可逆的な原因がない場合は，原則ペースメーカの植え込みが適応となる。薬物治療の効果は限定的で，ペースメーカ挿入までの短期間の使用や，患者が寝たきりやがん終末期などで全身状態が悪い場合，患者がペースメーカ移植を希望しない場合に選択される。

② 頻脈性不整脈

一方，頻脈性不整脈の治療には抗不整脈薬が用いられる。抗不整脈薬は，活動電位に及ぼす影響の違いによってNa^+チャネル遮断薬（Ⅰ群），$β$遮断薬（Ⅱ群），K^+チャネル遮断薬（Ⅲ群），カルシウム拮抗薬（Ⅳ群）に大別することができる（Vaughan Williams分類）。代表的な抗不整脈薬と適応となる不整脈の種類を表2に示す。

近年では各薬剤のイオンチャネルや受容体への作用を詳細に表したSicilian Gambit分類も使用されており，複数のイオンチャネルや受容体遮断作用を一見して読み取ることができる〔表3（p.91）〕。

表2 代表的な抗不整脈薬（Vaughan Williams分類）と適応となる主な不整脈の種類

薬効分類		一般名	代表的な商品名	適応となる主な不整脈の種類
Na^+チャネル遮断薬（Ⅰ群）	Ⅰa群	キニジン硫酸塩水和物	硫酸キニジン	上室性不整脈, 心室性不整脈
		ジソピラミド	リスモダン	
		シベンゾリンコハク酸塩	シベノール	
		ピルメノール塩酸塩水和物	ピメノール	
		プロカインアミド塩酸塩	アミサリン	
	Ⅰb群	アプリンジン塩酸塩	アスペノン	心室性不整脈
		メキシレチン塩酸塩	メキシチール	
		リドカイン	キシロカイン, オリベス	
	Ⅰc群	ピルシカイニド塩酸塩水和物	サンリズム	上室性不整脈, 心室性不整脈
		フレカイニド酢酸塩	タンボコール	
		プロパフェノン塩酸塩	プロノン	
β遮断薬（Ⅱ群）		アテノロール	テノーミン	上室性不整脈, 心室性不整脈
		アルプレノロール塩酸塩	スカジロール	
		エスモロール塩酸塩	ブレビブロック	
		ランジオロール塩酸塩	オノアクト	
K^+チャネル遮断薬（Ⅲ群）		アミオダロン塩酸塩	アンカロン	心室頻拍, 心室細動
		ソタロール塩酸塩	ソタコール	
		ニフェカラント塩酸塩	シンビット	
カルシウム拮抗薬（Ⅳ群）		ベプリジル塩酸塩水和物	ベプリコール	頻脈性不整脈（主に上室性）
		ベラパミル塩酸塩	ワソラン	

③ 心房細動

　心房細動では，抗血栓療法（p.120～「第14章 抗血栓薬」参照）と，心拍数調節（レートコントロール）や洞調律維持（リズムコントロール）を目的とした抗不整脈薬による薬物療法が行われる。心拍数調節として，心機能が良好な場合には，β遮断薬やカルシウム拮抗薬が推奨されている。心機能低下例では，副交感神経系の活性時に効果を発揮するジギタリスを用いる[1]。また，WPW症候群などの特殊な場合には，Na^+チャネル遮断薬やK^+チャネル遮断薬を用いることがある。一方，発作性の心房細動の洞調律維持には，Na^+チャネル遮断薬が用いられる。

　「不整脈薬物治療に関するガイドライン（2009年改訂版）」[1]では，心房細動のリズムコントロールの第一選択薬として，Ⅰc群のピルシカイニド塩酸塩水和物，プロパフェノン塩酸塩，フレカイニド酢酸塩，Ⅰa群のジソピラミド，シベンゾリンコハク酸塩が推奨されている。また，持続性心房細動にはカルシウム拮抗薬のベプリジル塩酸塩水和物などが用いられる。肥大心，不全心，虚血心などの基質的心疾患を有する場合には電気的除細動が推奨される。抗不整脈薬の使用においては安全性が重視されるべきであるが，洞調律維持を追求せざるを得ない場面では，アプリンジン塩酸塩，ベプリジル，ソタロール塩酸塩，アミオダロン塩酸塩などが候補となり得る。

抗不整脈薬の作用機序と特徴

① Na⁺チャネル遮断薬（Ⅰ群）

　心筋細胞のNa⁺チャネルに結合し，Na⁺の細胞内への流入を抑制することで，心室筋の活動電位の立ち上がり速度を下げ，心筋の興奮伝導を遅らせる（▶作用機序図A）。

　Vaughan Williams分類において，Na⁺チャネル遮断薬は活動電位持続時間の違いにより①Ⅰa群（活動電位持続時間延長），②Ⅰb群（活動電位持続時間短縮），③Ⅰc群（活動電位持続時間不変）に細分化される。副作用として，抗コリン作用を有するジソピラミド，シベンゾリン，ピルメノール塩酸塩水和物では口渇，排尿障害，便秘が起こり得る。また，Na⁺チャネルからの解離速度が遅い〜中等度とされるⅠc群およびⅠa群では，細胞内のNa⁺濃度が下がることでNa⁺ − Ca²⁺交換輸送体が働き，細胞内Ca²⁺が流出することで，心筋収縮力が低下する。そのため，うっ血性心不全には禁忌となっている。

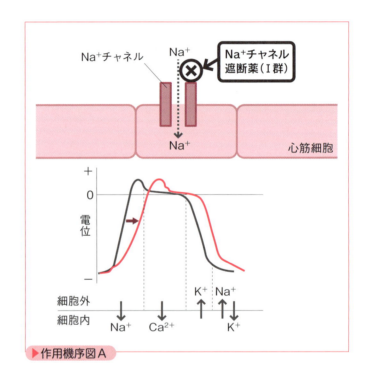

▶作用機序図A

② β遮断薬（Ⅱ群）

　心筋細胞のβ_1受容体を遮断することで，ノルアドレナリンの結合を抑え，細胞内のアデノシン三リン酸（ATP）を減少させて，ATP依存性のK⁺チャネルを活性化する。K⁺の流出が促進されることで，洞結節・房室結節の活動電位の過分極（膜電位がマイナス方向に変化）が起こり，静止膜電位に戻るまで時間がかかるため，次の心筋収縮開始が遅くなる（▶作用機序図B）。自律性神経の影響を受けやすい上室性不整脈に対して特に

郵便はがき

料金受取人払郵便

神田局承認

4883

差出有効期間
平成32年7月
31日まで
（切手不要）

１０１-８７９１

７０７

（受取人）
東京都千代田区神田猿楽町
　　　１－５－15（猿楽町SSビル）

株式会社 **じほう** 出版局

　　　　　　　　愛読者 係 行

	□□□-□□□□	□ご自宅 □お勤め先
（フリガナ） ご住所		
	TEL：　　　　　　FAX： E-mail：　　　　　　@	
（フリガナ） ご所属先		部署名
（フリガナ） ご芳名		男・女 年齢（　　）
ご職業		

お客様のお名前・ご住所などの情報は、弊社出版物の企画の参考とさせていただくとともに、弊社の
商品や各種サービスのご提供・ご案内など、弊社の事業活動に利用させていただく場合があります。

薬の作用が手に取るようにわかる本
絵で見る薬理学

ご愛読者はがき　　　　　　　　　　　　5109-4

1．本書をどこでお知りになりましたか。 □ 書店の店頭で　□ 弊社からのDMで　□ 弊社のHPで □ 学会展示販売で　□ 知人・書評の紹介で □ 雑誌・新聞広告で【媒体名：　　　　　　　　　　　　　】 □ ネット書店で【サイト名：　　　　　　　　　　　　　　】 □ その他（　　　　　　　　　　　　　　　　　　　　　）
2．本書についてのご意見をお聞かせください。 　有　用　性（□ たいへん役立つ　□ 役立つ　□ 期待以下） 　難　易　度（□ やさしい　□ ふつう　□ 難しい） 　満　足　度（□ 非常に満足　□ 満足　□ もの足りない） 　レイアウト（□ 読みやすい　□ ふつう　□ 読みにくい） 　価　　　格（□ 安い　□ ふつう　□ 高い）
3．最近購入されて役立っている書籍を教えてください。
4．今後どのような書籍を希望されますか。
5．本書へのご意見・ご感想をご自由にお書きください。

ご協力ありがとうございました。弊社書籍アンケートのご回答者全員の中から毎月抽選で30名様に図書カード（500円分）をプレゼントいたします。お客様の個人情報に関するお問い合わせは、E-Mail：privacy@jiho.co.jpでお受けしております。

表3 Sicilian Gambit分類

薬剤	イオンチャネル						受容体				ポンプ	臨床効果			心電図所見		
	Na			Ca	K	If	α	β	M₂	A₁	Na-K ATPase	左室機能	洞調律	心外性	PR	QRS	JT
	Fast	Med	Slow														
リドカイン	○											→	→	●			↓
メキシレチン	○											→	→	●			↓
プロカインアミド		Ⓐ			●							↓	→	●	↑	↑	↑
ジソピラミド			Ⓐ		●				○			↓	→	●	↑↓	↑	↑
キニジン		Ⓐ			●		○		○			→	↑	●	↑↓	↑	↑
プロパフェノン		Ⓐ						●				↓	↓	○	↑	↑	
アプリンジン		Ⓘ		○	○	○						→	→	○	↑	↑	→
シベンゾリン			Ⓐ	○	●							↓	↓	○	↑	↑	↑
ピルメノール			Ⓐ		○				○			↓	↑	○		↑	↑→
フレカイニド			Ⓐ		○							↓	→	○	↑	↑	
ピルシカイニド			Ⓐ									↓	→	○	↑	↑	
ベプリジル	○			●	●							→	↓	○			↑
ベラパミル	○			●			○					↓	↓	○	↑		
ジルチアゼム				●								↓	↓	○	↑		
ソタロール					●			●				↓	↓	○	↑		↑
アミオダロン	○			○	●		●	●				→	↓	●	↑	↑	↑
ニフェカラント					●							→	→	○			↑
ナドロール								●				↓	↓	○	↑		
プロプラノロール	○							●				↓	↓	○	↑		
アトロピン									●			→	↑	●			
ATP										■		?	↓	○	↑		
ジゴキシン									●		■	↑	↓	●	↑		↓

遮断作用の相対的強さ：○低　●中等　●高
Ⓐ：活性化チャネルブロッカー　Ⓘ：不活性化チャネルブロッカー
■：作動薬

(抗不整脈薬ガイドライン委員会 編：抗不整脈薬ガイドライン―CD-ROM版　ガイドラインの解説とシシリアンガンビットの概念, ライフメディコム, 2000 より)

効果を示す．副作用として，徐脈，低血圧，心不全悪化の恐れがあり，うっ血性心不全患者には禁忌である．また，非選択的β遮断薬では，β₂受容体の遮断作用により，気管支喘息が悪化する恐れがあるため禁忌である．

③ K⁺チャネル遮断薬（Ⅲ群）

　心筋細胞のK⁺チャネルに結合し，K⁺の細胞外への流出を抑えることで心室筋の活動電位の再分極（膜電位が静止電位に戻る変化）を遅らせ，不応期の持続時間を延長させる（▶作用機序図C）．アミオダロンはK⁺チャネルのほか，Na⁺チャネルやCa²⁺チャネル，α受容体，β受容体の遮断作用も有する．また，ソタロールはβ受容体の遮断作用も有する（表3）．K⁺チャネル遮断薬は活動電位持続時間を延長させるため，QT時間延長による新たな不整脈を引き起こす可能性がある．また，アミオダロンの重大な副作用として，間質性肺炎や肺胞炎，肺線維症に注意が必要である．

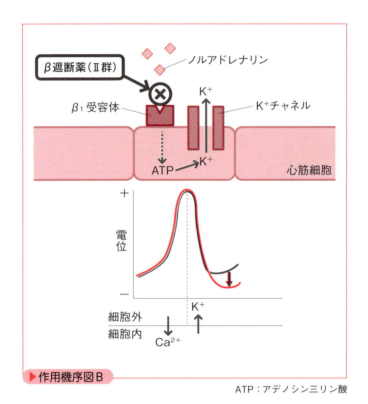

▶作用機序図B

ATP：アデノシン三リン酸

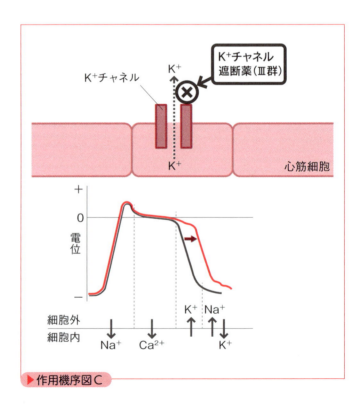

▶作用機序図C

④カルシウム拮抗薬(Ⅳ群)

心筋細胞のCa^{2+}チャネルに結合し，Ca^{2+}の細胞内への流入を抑えることで洞結節・房室結節の活動電位の上昇を抑制し，房室伝導を遅らせることで抗不整脈作用を示す（▶作用機序図D）。ベプリジルはCa^{2+}チャネルのほか，Na$^+$チャネルとK$^+$チャネル遮断作用も有する(表3)。副作用として，洞停止，房室ブロックの恐れがあり，洞機能抑制により徐脈が悪化するため，著明な洞性徐脈患者には禁忌である。

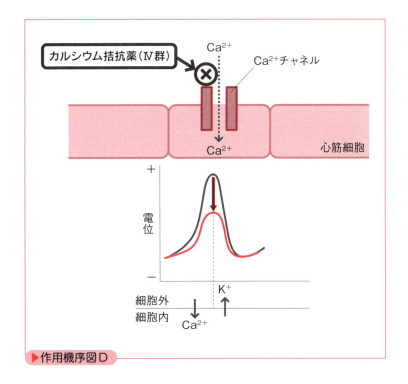

▶作用機序図D

引用文献

1) 循環器病の診断と治療に関するガイドライン(2008年度合同研究班報告)：不整脈薬物治療に関するガイドライン(2009年改訂版), pp4-21, 2009
 (http://www.j-circ.or.jp/guideline/pdf/JCS2009_kodama_h.pdf)
2) 笠貫宏, 大江透：不整脈. 新臨床内科学 第9版(高久史麿, 尾形悦郎, 他 編), pp277-309, 医学書院, 2009

参考文献

3) 奥村謙 監：不整脈. 病気がみえる vol.2 循環器 第3版(医療情報科学研究所 編), pp102-139, メディックメディア, 2010
4) 黒山政一, 香取祐介：不整脈. 初めの一歩は絵で学ぶ 薬理学—疾患と薬の作用がひと目でわかる, pp56-59, じほう, 2014

(香取 祐介，黒山 政一)

11 利尿薬

利尿薬

- サイアザイド系利尿薬
- サイアザイド系類似利尿薬
- ループ利尿薬
- 抗アルドステロン薬
- Na^+チャネル遮断薬
- 炭酸脱水酵素阻害薬
- バソプレシンV_2受容体拮抗薬
- 浸透圧利尿薬

利尿薬の作用機序

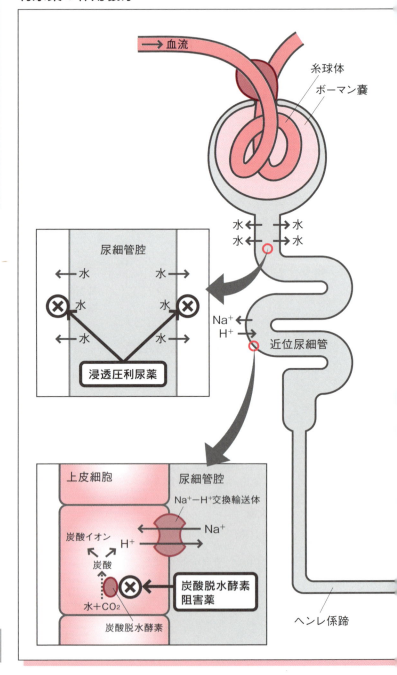

 遮断(拮抗)または阻害

利尿薬とは

　利尿薬は，体内で過剰に増えた水分を尿として排泄するのを促す薬剤である。過剰な水分は高血圧を引き起こすほか，体の組織間へ滲み出し，浮腫を来す。高血圧や浮腫を引き起こす主な疾患としては，心不全や肝硬変，腎不全などがある。2016年の心不全による死亡数は約7.5万人，腎不全は約2.5万人，肝硬変は約0.7万人に上る[1]。利尿薬の作用点である腎臓は，体内の水分量と電解質の組成を調節している。多くの利尿薬は，ナトリウムイオン（Na^+）の尿細管腔側から細胞側への再吸収を抑制することで水分の再吸収を抑制する。

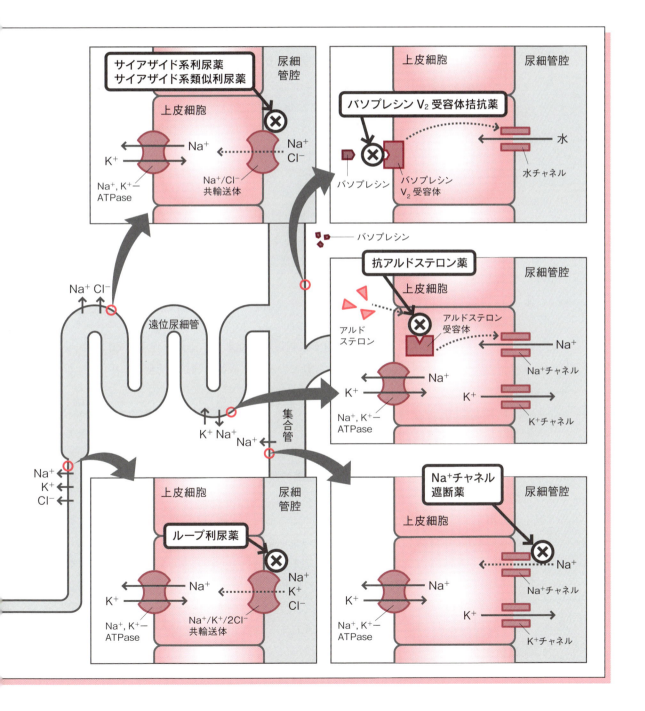

排尿の仕組みと利尿薬を用いた治療

① 排尿の仕組み

　排尿は，体内の老廃物を体外へ排出するための手段の1つである。腎臓に流れ込んだ血液は糸球体で濾過され，尿の原液（原尿）となって尿細管へと流れる。尿細管では，原尿中に残っているビタミンやブドウ糖など，体にとって必要な物質を再吸収し，アンモニアや尿素などの不要な物質を排出する。原尿は1日に約150L生成されるが，糸球体で濾過された後，尿細管で必要な物質の再吸収と不要物の分泌を繰り返し，最終的には1日に約1.5Lの体液が尿として体外へ排出される。

　尿の生成にはアルドステロン，バソプレシン，心房性ナトリウム利尿ペプチド（ANP）の3つのホルモンが関与している。アルドステロンは，副腎皮質から分泌されるステロイドホルモンであり，遠位尿細管および集合管においてNa^+の再吸収とK^+の分泌を促進し，排泄される尿量を減少させる。バソプレシンは，脳下垂体後葉から分泌されるペプチドホルモンであり，集合管上皮細胞にあるバソプレシンV_2受容体を刺激することで細胞内にある水チャネル（アクアポリン2）を尿細管腔側に移動させ，水の透過性を増大させる。ANPは，心房から分泌されるペプチドホルモンであり，心房の伸展刺激により分泌される。ANPは体内のさまざまな細胞膜に存在するグアニル酸シクラーゼに作用し，細胞内のサイクリックGMPを上昇させる。ANPはナトリウム利尿，血管拡張，アルドステロン分泌抑制，心筋肥大抑制，心筋線維化抑制など，さまざまな作用を有している。

② 利尿薬を用いた治療

　このような仕組みに基づき，体内で過剰に増えた水分の排泄を促すため，利尿薬は，以下のようなさまざまな疾患で用いられている。代表的な利尿薬を表1に示す。

1）高血圧

　高血圧とは，日本高血圧学会のガイドライン[2]において，収縮期血圧が140mmHg以上，拡張期血圧が90mmHg以上とされており，特異的な臨床症状は少ない。しかし，高血圧状態の持続による心血管病の発症・進展・再発による死亡やQOLの低下を抑制するために，利尿薬を含む降圧薬による治療が推奨される（p.72～「第8章　降圧薬」参照）。

2）心不全

　心不全は，心臓のポンプ機能が低下することで，末梢組織に血液を十分に届けられなくなった状態であり，血行動態や症状の改善を目的に利尿薬が用いられる。また，心不全では，レニン－アンジオテンシン－アルドステロン系が亢進しており，アルドステロンⅡが過剰に産生されている[3,4]。抗アルドステロン薬のスピロノラクトンは重症心不全において死亡率を減少させることや，エプレレノンは急性心筋梗塞後に左心機能不全および心不全を合併した患者における死亡率を抑制することが報告されている[5,6]。

3）腎不全

　腎不全は，腎臓の機能である老廃物の排泄や水・電解質代謝の調節，内分泌器官とし

表1 代表的な利尿薬一覧

薬効分類		一般名	代表的な商品名
サイアザイド系利尿薬		トリクロルメチアジド	フルイトラン
		ベンチルヒドロクロロチアジド	ベハイド
		ヒドロクロロチアジド	ヒドロクロロチアジド
サイアザイド系類似利尿薬		インダパミド	ナトリックス,テナキシル
		トリパミド	ノルモナール
		メチクラン	アレステン
		メフルシド	バイカロン
ループ利尿薬		アゾセミド	ダイアート
		トラセミド	ルプラック
		ブメタニド	ルネトロン
		フロセミド	ラシックス,オイテンシン
カリウム保持性利尿薬	抗アルドステロン薬	エプレレノン	セララ
		カンレノ酸カリウム	ソルダクトン
		スピロノラクトン	アルダクトンA
	Na^+チャネル遮断薬	トリアムテレン	トリテレン
炭酸脱水酵素阻害薬		アセタゾラミド	ダイアモックス
バソプレシンV_2受容体拮抗薬		トルバプタン	サムスカ
浸透圧利尿薬		イソソルビド	イソバイド,メニレット
		濃グリセリン・果糖	グリセオール
		D-マンニトール	マンニットール

ての役割が障害された状態であり,さまざまな症状を引き起こす。利尿薬は腎不全による浮腫や高血圧に対して用いられる。慢性腎臓病(CKD)では食塩に由来する高血圧を呈するため,尿中へのNa^+排泄を促進するサイアザイド系利尿薬やループ利尿薬が優れた効果を示す。「CKD診療ガイドライン2018」において,CKDの重症度分類ステージG1～G3(GFR:30 mL/min/1.73 m² 以上)ではサイアザイド系利尿薬を,またステージG4, G5(GFR:29 mL/min/1.73 m² 以下)ではより利尿作用の強いループ利尿薬を併用することが推奨されている[7,8]。

4)肝硬変

肝硬変は肝細胞の壊死によるアルブミンなどの合成能の低下,脂質代謝やビリルビン代謝などの低下と,肝臓内の血流障害による門脈圧亢進を来す。アルブミンの減少と門脈圧亢進により血管内に水分を保持できなくなり,血漿が血管外へ漏出し,腹水を引き起こす。腹水の薬物療法として,ループ利尿薬や抗アルドステロン薬,バソプレシンV_2受容体拮抗薬が用いられる。「肝硬変診療ガイドライン2015(改訂第2版)」において,少量から中等量の腹水には,抗アルドステロン薬のスピロノラクトンが第一選択薬として推奨されている[9]。効果不十分な場合にはループ利尿薬のフロセミド併用,さらに不応例や大量腹水の場合には,入院のうえ,食塩摂取制限,適応症例を慎重に選んでのバソプレシンV_2受容体拮抗薬(トルバプタン)追加が推奨されている(図1)。

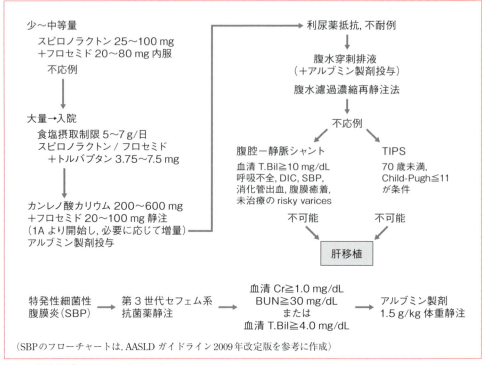

図1　腹水治療のフローチャート
「日本消化器病学会編：肝硬変診療ガイドライン2015（改訂第2版），p.xx, 2015，南江堂」より許諾を得て転載．
DIC：播種性血管内凝固症候群，TIPS：経頸静脈肝内門脈大循環シャント術

利尿薬の作用機序と特徴

①サイアザイド系利尿薬，サイアザイド系類似利尿薬

　近位尿細管から尿細管腔内へ分泌されて，遠位尿細管前半部（遠位曲尿細管）の尿細管腔側にあるNa^+/Cl^-共輸送体を阻害することで，Na^+やCl^-の再吸収と，それに伴う水の再吸収を抑制する（▶作用機序図A-1）。血管平滑筋弛緩作用も有し，高血圧治療の第一選択薬の一つとなっている。Na^+の再吸収抑制により，その後方の遠位尿細管や集合管では管腔内のNa^+量が増加するため，Na^+とK^+の交換反応が亢進し，低カリウム血症を来す。その他の副作用として高尿酸血症，耐糖能低下，脂質異常症に注意が必要である。

②ループ利尿薬

　近位尿細管から尿細管腔内へ分泌されて，ヘンレ係蹄（ループ）上行脚の上皮細胞に存在する$Na^+/K^+/2Cl^-$共輸送体を阻害することにより，Na^+やCl^-の再吸収と，それに伴う水の再吸収を抑制する（▶作用機序図A-2）。利尿薬のなかでも最も強力な利尿作用を示す。サイアザイド系利尿薬と同様，低カリウム血症や高尿酸血症，耐糖能低下に注意が必要である。トラセミドは抗アルドステロン作用を有するため，他のループ利尿薬と比べて低カリウム血症は起こりにくい。

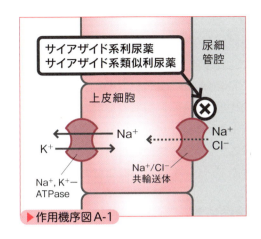
▶作用機序図A-1

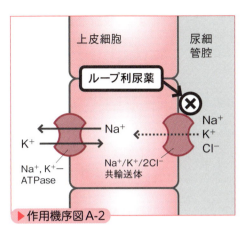
▶作用機序図A-2

❸抗アルドステロン薬

　集合管および遠位尿細管の上皮細胞内に存在するアルドステロン受容体を遮断することでNa$^+$チャネルの活性が低下し，Na$^+$とそれに伴う水の再吸収を抑制する（▶作用機序図B-1）。Na$^+$, K$^+$-ATPase活性が低下することで，二次的に血漿中のK$^+$を高めることから，カリウム保持性利尿薬とも呼ばれる。再吸収されるNa$^+$の量は少なく，単独での利尿作用は弱い。サイアザイド系利尿薬やループ利尿薬による低カリウム血症の軽減を目的に併用されることが多い。副作用として高カリウム血症のほか，ステロイド骨格を有するため，代謝物が抗アンドロゲン作用やエストロゲン作用を有する場合，女性化乳房や月経不順に注意が必要である。

❹Na$^+$チャネル遮断薬

　集合管および遠位尿細管のNa$^+$チャネルを直接遮断することでNa$^+$とそれに伴う水の再吸収を抑制する（▶作用機序図B-2）。二次的に血漿中のK$^+$を高めることから，抗アルドステロン薬と同様，カリウム保持性利尿薬とも呼ばれる。副作用として高カリウム血症のほか，食欲不振，悪心，嘔吐などが起きることがある。

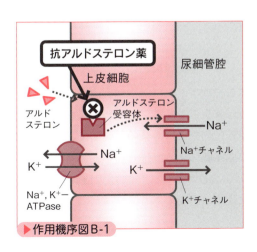
▶作用機序図B-1

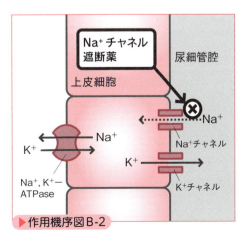
▶作用機序図B-2

⑤炭酸脱水酵素阻害薬

近位尿細管の尿細管腔側細胞膜に存在する炭酸脱水酵素を阻害し，水と二酸化炭素から炭酸の生成を阻害することで，H^+濃度を低下させ，H^+分泌に伴うNa^+再吸収と，それに伴う水の再吸収を抑制する（▶作用機序図C-1）。利尿作用は弱い。炭酸脱水酵素阻害薬よりも利尿作用が強く，副作用の少ない利尿薬が使用できるため，日本で使用されている炭酸脱水酵素阻害薬はアセタゾラミドのみである。アセタゾラミドは緑内障における眼圧の上昇，肺気腫におけるアシドーシス，てんかん，メニエール病の治療に用いられる。副作用として代謝性アシドーシスに注意が必要である。

⑥バソプレシンV_2受容体拮抗薬

集合管上皮細胞の間質側細胞膜に存在するバソプレシンV_2受容体を遮断することで，バソプレシンによる水チャネルを介した水の再吸収を抑制する（▶作用機序図C-2）。トルバプタンは対象疾患により適応用量が異なる。肝硬変による体液貯留には7.5 mg，心不全による体液貯留には15 mg，常染色体優性多発性のう胞腎の進行抑制には30 mgを用いる。Na^+の排泄は増加しないため，ループ利尿薬など，他の利尿薬と併用し，血漿中のNa^+増加に注意する必要がある。また，急激な利尿により血液濃縮を来し，血栓塞栓症を誘発する恐れがあるため注意が必要である。

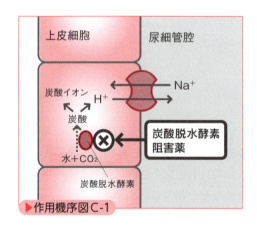

▶作用機序図C-1

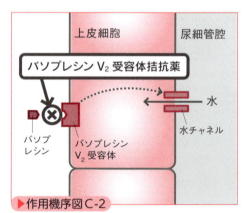

▶作用機序図C-2

⑦浸透圧利尿薬

糸球体で濾過されて尿細管に入り，尿細管内の浸透圧を上昇させることで，主に近位尿細管での水の再吸収を抑制する。近年，組織から血管内に水分を引き込むことで血液の粘性が低下し，腎髄質の浸透圧減少によりヘンレループにおける水の再吸収が抑制されることが推測されている。浸透圧利尿薬は血漿の浸透圧を上昇させることで組織の水分を血漿側へ拡散させるため，脳浮腫による脳圧亢進や，緑内障の眼圧上昇に用いられる。副作用として，イソソルビドとD-マンニトールは電解質異常に，濃グリセリン・果糖製剤は乳酸アシドーシスに注意が必要である。

引用文献

1) 厚生労働省　平成28年(2016年)人口動態統計
http://www.mhlw.go.jp/toukei/saikin/hw/jinkou/kakutei16/dl/11_h7.pdf
2) 日本高血圧学会高血圧治療ガイドライン作成委員会 編：高血圧治療ガイドライン2014, pp7-57, ライフサイエンス出版, 2014
3) 日本循環器学会/日本心不全学会合同ガイドライン：診断. 急性・慢性心不全診療ガイドライン(2017年改訂版), pp16-31, 2018 (http://www.j-circ.or.jp/guideline/pdf/JCS2017_tsutsui_h.pdf)
4) 日本循環器学会/日本心不全学会合同ガイドライン：薬物療法. 急性・慢性心不全診療ガイドライン(2017年改訂版), pp35-43, 2018 (http://www.j-circ.or.jp/guideline/pdf/JCS2017_tsutsui_h.pdf)
5) Pitt B, Zannad F, Remme WJ, et al.: The effect of spironolactone on morbidity and mortality in patients with severe heart failure. Randomized Aldactone Evaluation Study Investigators. N Engl J Med, 341: 709-717, 1999
6) Pitt B, Remme W, Zannad F, et al.: Eplerenone, a selective aldosterone blocker, in patients with left ventricular dysfunction after myocardial infarction. N Engl J Med, 348: 1309-1321, 2003
7) 日本腎臓学会 編：CKDの診断と意義. エビデンスに基づくCKD診療ガイドライン2018, pp 1-8 (https://cdn.jsn.or.jp/data/CKD2018.pdf)
8) 日本腎臓学会 編：高血圧・CVD. エビデンスに基づくCKD診療ガイドライン2018, pp 20-30 (https://cdn.jsn.or.jp/data/CKD2018.pdf)
9) 日本消化器病学会 編：肝硬変合併症の診断・治療―② 腹水. 肝硬変診療ガイドライン2015 (改訂第2版), pp87-123, 南江堂, 2015

参考文献

10) 玄番宗一：腎・泌尿器薬. 標準医療薬学　薬理学(辻本豪三, 小池勝夫 編), pp269-286, 医学書院, 2009
11) 黒山政一, 香取祐介：腎不全. 初めの一歩は絵で学ぶ薬理学―疾患と薬の作用がひと目でわかる, pp112-115, じほう, 2014

（香取 祐介，黒山 政一）

12 消化性潰瘍治療薬

代表的な消化性潰瘍治療薬

- プロトンポンプ阻害薬
- H_2受容体拮抗薬
- 選択的ムスカリン受容体（M_1, M_3）拮抗薬
- 抗ガストリン薬
- 抗ペプシン薬
- 制酸薬（酸中和薬）
- プロスタグランジン（PG）製剤

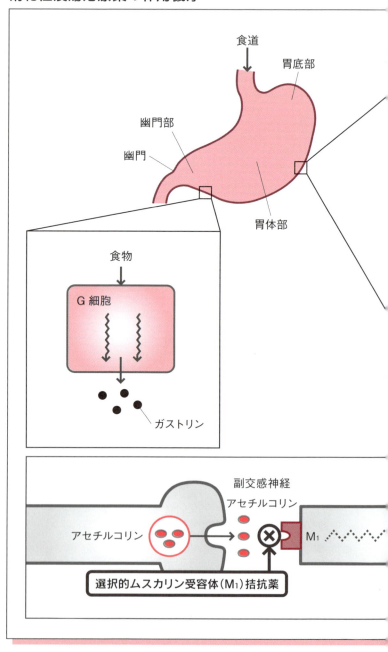

消化性潰瘍治療薬の作用機序

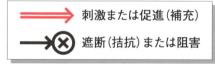

消化性潰瘍とは

胃および十二指腸の粘膜に生じた組織の欠損が，粘膜下層や平滑筋層に達するものを消化性潰瘍という。成因は，胃粘膜を傷害する原因となる攻撃因子（胃酸，ペプシン，H. pylori感染，NSAIDsなど）と，胃粘膜を保護する防御因子（粘液・重炭酸，プロスタグランジン，粘膜血流など）のバランスの不均衡である。H. pylori感染とNSAIDsが発症の二大要因と考えられている。主な症状は，心窩部痛，悪心・嘔吐，胸やけ，食欲不振などで，出血を伴う場合，吐血，下血，貧血などがみられる。診断は上部消化管X線検査や内視鏡検査により行う。

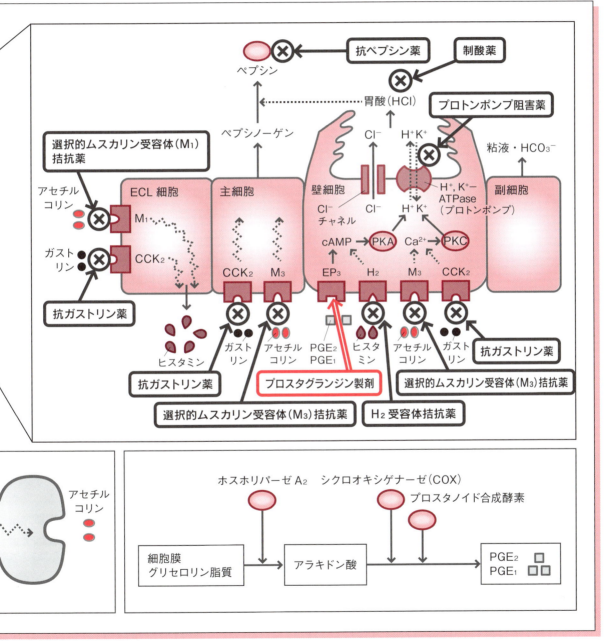

cAMP：サイクリックAMP，CCK_2：コレシストキニン/ガストリンCCK_2受容体，ECL細胞：エンテロクロマフィン様細胞，EP_3：プロスタノイドEP_3受容体，H_2：ヒスタミンH_2受容体，M_1：ムスカリンM_1受容体，M_3：ムスカリンM_3受容体，PGE_1：プロスタグランジンE_1，PGE_2：プロスタグランジンE_2，PKA：プロテインキナーゼA，PKC：プロテインキナーゼC

✅ 消化性潰瘍の薬物治療

　胃はその構造と機能から，胃底・胃体部と幽門部に大別される。胃底・胃体部の粘膜は胃底腺と呼ばれ，胃酸を分泌する壁細胞，ペプシノーゲンを分泌する主細胞，粘液や重炭酸（HCO_3^-）分泌に関与する副細胞などが存在する。幽門部にはガストリン産生細胞（G細胞）が存在し，胃内容物による胃壁の伸展や食物中の蛋白質分解物などによりガストリンが分泌される。胃酸の分泌は自律神経（交感神経と副交感神経），オータコイドおよびホルモンによって調節されており，消化性潰瘍治療の目的の一つは，胃酸の影響を軽減し，胃内pHを上昇させることにある。

　消化性潰瘍の治療は，原則として日本消化器病学会による「消化性潰瘍診療ガイドライン2015（改訂第2版）」に従って行う[1]。穿孔・狭窄，出血などの合併症がない場合は，薬物治療が適応となる。NSAIDs（非ステロイド抗炎症薬）潰瘍などの薬剤性潰瘍の場合は，原因となる薬剤を中止するのが原則である。H. pylori（ヘリコバクター・ピロリ）陽性の場合は，H. pylori 除菌療法が最優先に行われる。なお，合併症がある場合は，その治療後に薬物治療が開始される。

　薬物治療には，H. pylori 除菌療法と，攻撃因子を抑制または防御因子を増強する非除菌療法がある。非除菌療法に使用される薬剤は，その薬理学的機序により，攻撃因子抑制薬および防御因子増強薬に大別される。攻撃因子抑制薬には，酸分泌抑制薬〔プロトンポンプ阻害薬（PPI），H_2受容体拮抗薬，選択的ムスカリン受容体拮抗薬，抗ガストリン薬〕，抗ペプシン薬，制酸薬（酸中和薬）などがある。また，防御因子増強薬には，プロスタグランジン（PG）製剤，粘膜保護薬，組織修復・粘液産生分泌促進薬などがある。代表的な消化性潰瘍治療薬の分類を**表1**に示す。

　消化性潰瘍の薬物治療において中心的役割を担い，臨床上頻用されている薬剤は，酸分泌抑制薬のPPIとH_2受容体拮抗薬である。「消化性潰瘍診療ガイドライン2015 改訂第2版」において，PPIは初期治療の第一選択薬として，またH_2受容体拮抗薬は維持療法の第一選択薬として位置づけられている[1]。初期治療でPPIが使用できない場合は，H_2受容体拮抗薬の使用が推奨される[1]。その他，選択的ムスカリン受容体拮抗薬，抗ペプシン薬（スクラルファート），一部の防御因子増強薬（PG製剤：ミソプロストール）はH_2受容体拮抗薬と同等の潰瘍治癒効果が認められている[1]。通常経口投与であるが，吐下血などにより経口投与ができない場合は，注射剤が使用できる。

　防御因子増強薬の多くは，単独ではPPIやH_2受容体拮抗薬と同等の潰瘍治療効果が期待できないため，消化性潰瘍治療目的で単独投与されることはほとんどなく，酸分泌抑制薬と併用されることが多い。

消化性潰瘍治療薬の作用機序と特徴

① プロトンポンプ阻害薬（PPI）

　プロトンポンプ（H^+, K^+-ATPase）は壁細胞の胃内腔側に発現しており，活性化され

表1 代表的な消化性潰瘍治療薬一覧

分類			一般名	代表的な商品名
攻撃因子抑制薬	酸分泌抑制薬	①プロトンポンプ阻害薬(PPI)	オメプラゾール	オメプラール, オメプラゾン
			ランソプラゾール	タケプロン
			ラベプラゾールナトリウム	パリエット
			エソメプラゾールマグネシウム水和物	ネキシウム
			ボノプラザンフマル酸塩	タケキャブ
		②H₂受容体拮抗薬	ファモチジン	ガスター
			ラニチジン塩酸塩	ザンタック
			シメチジン	タガメット
			ロキサチジン酢酸エステル塩酸塩	アルタット
			ニザチジン	アシノン
			ラフチジン	プロテカジン
		③選択的ムスカリン受容体(M₁, M₃)拮抗薬	ピレンゼピン塩酸塩水和物	ガストロゼピン
			チキジウム臭化物	チアトン
		④抗ガストリン薬	プログルミド	プロミド
	⑤抗ペプシン薬		スクラルファート水和物	アルサルミン
			エカベトナトリウム水和物	ガストローム
	⑥制酸薬(酸中和薬)		炭酸水素ナトリウム	炭酸水素ナトリウム, 重曹
			沈降炭酸カルシウム	沈降炭酸カルシウム, 炭カル
			合成ケイ酸アルミニウム	合成ケイ酸アルミニウム
			乾燥水酸化アルミニウムゲル	アルミゲル
			水酸化マグネシウム	ミルマグ
防御因子増強薬	⑦プロスタグランジン(PG)製剤		ミソプロストール	サイトテック
	⑧粘膜保護薬 組織修復・粘液産生分泌促進薬		スクラルファート水和物	アルサルミン
			エカベトナトリウム水和物	ガストローム
			テプレノン	セルベックス
			レバミピド　など	ムコスタ　など

て細胞外のK⁺と細胞内のH⁺を交換する。また同時にCl⁻チャネルの活性化により，細胞外にCl⁻が流出され胃酸(HCl)が分泌される。

　プロトンポンプ阻害薬(PPI)は，壁細胞において胃酸分泌の最終段階に位置するプロトンポンプを特異的かつ持続的に阻害することにより，最も強力な酸分泌抑制作用を示す(▶作用機序図A)。従来からある弱塩基性のPPIは消化管からの吸収後，血液中から壁細胞に入り，分泌細管中に放出された後，酸性下で活性型のスルフェナミドへ変換される。スルフェナミドはH⁺, K⁺－ATPaseのSH基とジスルフィド結合を形成し，酵素活性を非可逆的かつ持続的に阻害する。

　ボノプラザンフマル酸塩は従来のPPIと異なり，塩基性が高く，壁細胞の分泌細管に高濃度に集積および長時間残存してK⁺と競合する。可逆的に酵素活性を阻害し，強力かつ持続的な酸分泌抑制作用を示す。

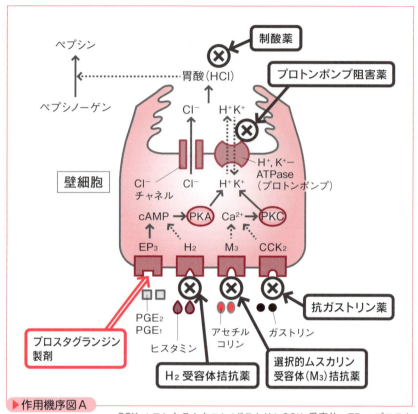

▶作用機序図A

CCK₂：コレシストキニン/ガストリンCCK₂受容体，EP₃：プロスタノイドEP₃受容体，H₂：ヒスタミンH₂受容体，M₃：ムスカリンM₃受容体，PGE₁：プロスタグランジンE₁，PGE₂：プロスタグランジンE₂

　PPIは防御因子増強薬との併用による上乗せ効果は示されておらず，単独投与が推奨されている[1]。胃潰瘍では8週間，十二指腸潰瘍では6週間の投与期間制限がある。代謝経路は肝臓であり，主な代謝酵素はCYP2C19とCYP3A4である。主な副作用は便秘，下痢，腹部膨満感，悪心などである。
　PPIは消化性潰瘍の治療のほか，逆流性食道炎の治療，アスピリン潰瘍やNSAIDs潰瘍の再発予防，*H. pylori*除菌の補助などに用いられる。

② H₂受容体拮抗薬

　エンテロクロマフィン様(ECL)細胞由来のヒスタミンは胃酸分泌において中心的役割を果たしており，壁細胞に豊富に発現するH₂受容体を刺激し，プロテインキナーゼA(PKA)の活性化を介してプロトンポンプを活性化する。
　H₂受容体拮抗薬はH₂受容体を遮断することにより，PPIに次いで強力な胃酸分泌抑制作用を示す（▶作用機序図A）。作用発現が早く，特に夜間の酸分泌抑制に有効である。
　ラフチジン以外の消失経路は腎臓であり，腎障害患者では減量が必要である。主な副作用は便秘・下痢などの消化器症状，頭痛，めまいなどである。シメチジンはCYP3A4やCYP2D6を阻害するため，薬物間相互作用に注意する必要がある。

③選択的ムスカリン受容体(M_1, M_3)拮抗薬

　副交感神経から分泌されるアセチルコリンは，壁細胞に発現するムスカリンM_3受容体を介してプロテインキナーゼC（PKC）を活性化させ，プロトンポンプを活性化する。また，ムスカリンM_1受容体を介して副交感神経末からアセチルコリンの分泌およびエンテロクロマフィン様（ECL）細胞からヒスタミンの分泌を促進する。さらに，主細胞に発現するムスカリンM_3受容体を刺激し，ペプシノーゲンを分泌する。

　ムスカリン受容体拮抗薬は，これらの受容体を遮断することで酸分泌抑制作用を示す。ピレンゼピン塩酸塩水和物はムスカリンM_1受容体を選択的に（▶作用機序図B, C），チキジウム臭化物はムスカリンM_3受容体を選択的に抑制する（▶作用機序図A, C）。ピレンゼピンは常用量（100 mg/日）でシメチジン（H_2受容体拮抗薬）と同等の潰瘍治癒効果が示されている[1]。

　非選択的ムスカリン受容体拮抗薬は，酸分泌抑制には高用量を必要とするため，主に鎮痙薬として用いられている。また，受容体選択性がなく，選択的ムスカリン受容体拮抗薬と比較して口渇，排尿困難，便秘，散瞳，頻脈などの副作用が多い。

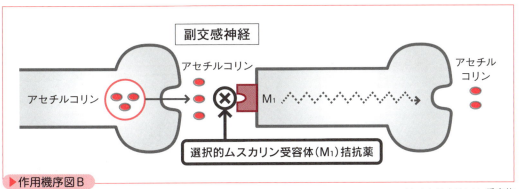

▶作用機序図B

M_1：ムスカリンM_1受容体

④抗ガストリン薬

　幽門腺のG細胞から分泌されるガストリンは，コレシストキニン/ガストリンCCK_2受容体を刺激し，主細胞からのペプシノーゲン分泌，壁細胞からの胃酸分泌，ECL細胞からのヒスタミン分泌などを促進する。

　抗ガストリン薬はCCK_2受容体を遮断する（▶作用機序図A, C）ことにより，酸分泌抑制作用を示すが，潰瘍治癒効果は弱い。胃酸分泌抑制のほか，粘液成分の合成を促進することにより胃粘膜保護作用を示す。

　主な副作用は便秘，口渇，嘔気・嘔吐などである。

⑤抗ペプシン薬

　主細胞から分泌される不活性型のペプシノーゲンは強酸性条件下で，活性型のペプシンに変換される。ペプシンは胃の組織を消化して，潰瘍を悪化させる。

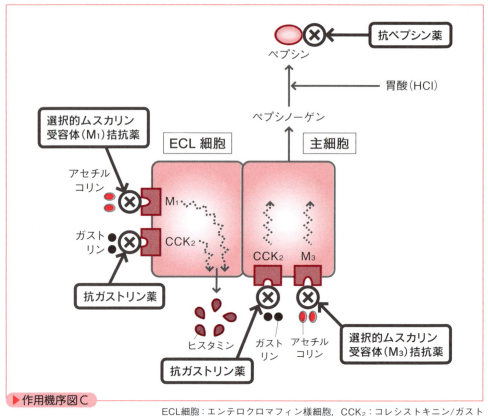

▶作用機序図C

ECL細胞：エンテロクロマフィン様細胞，CCK_2：コレシストキニン/ガストリンCCK_2受容体，M_1：ムスカリンM_1受容体，M_3：ムスカリンM_3受容体

　スクラルファートはペプシンを阻害することにより活性を抑制する（▶作用機序図C）ほか，潰瘍および胃炎病巣部位に結合してペプシンによる消化から粘膜を保護する。主な副作用は便秘である。スクラルファートはアルミニウム塩として非吸収性にした薬剤であり，腎障害患者では長期投与によりアルミニウム脳症やアルミニウム骨症が現れる可能性がある。

　エカベトナトリウム水和物は，スクラルファートと同様の抗ペプシン作用や胃粘膜保護作用を有するほか，*H. pylori*のウレアーゼ活性を抑制して殺菌作用を示す。

⑥制酸薬（酸中和薬）

　制酸薬は，胃酸（HCl）を中和し，酸によるペプシノーゲンからペプシンへの変換を抑制する（▶作用機序図A）。吸収性と非吸収性の薬剤があり，吸収性の薬剤は全身への影響に注意が必要である。

　吸収性の炭酸水素ナトリウムは即効性であるが，発生するCO_2が胃粘膜を刺激して，二次的に胃酸分泌を亢進する。また，アルカローシスやナトリウム蓄積による浮腫などが生じる可能性がある。非吸収性の沈降炭酸カルシウム，水酸化マグネシウム，水酸化アルミニウムゲル，ケイ酸アルミニウムなどは，消化管から吸収されにくいため，血液のpHにはあまり影響しない。しかし，アルミニウムを含有する製剤は，長期投与によ

りアルミニウム脳症やアルミニウム骨症が発現する可能性があるため，透析患者には禁忌である．マグネシウム含有製剤の主な副作用は下痢である．

⑦ プロスタグランジン（PG）製剤

アラキドン酸からシクロオキシゲナーゼ（COX）と各プロスタノイド合成酵素によって産生される内因性PG類（PGE_1，PGE_2）は，壁細胞に発現するプロスタノイド（EP_3）受容体への刺激により，サイクリックAMP/PKA系を抑制することでプロトンポンプの機能を低下させる（▶作用機序図A）．また，副細胞からの粘液や重炭酸（HCO_3^-）の分泌促進，胃粘膜血流の増大など胃粘膜保護作用を有する．

PG製剤は，PGE_1誘導体として，内因性PG類と同様にEP_3受容体を刺激する（▶作用機序図A）ことによりNSAIDsの長期投与時にみられる消化性潰瘍に用いられる．主な副作用は，下痢・軟便，腹痛，腹部膨満感などである．子宮収縮作用が強いため，妊婦には禁忌である．

⑧ 粘膜保護薬，組織修復・粘液産生分泌促進薬（図なし）

粘液や重炭酸の分泌促進，PG類の産生促進，胃粘膜血流の増加などにより，防御因子を増強する．潰瘍治癒効果は強くないため，酸分泌抑制薬との併用やNSAIDsによる胃粘膜障害の予防に用いられることが多い．

引用文献

1) 日本消化器病学会 編：消化性潰瘍診療ガイドライン2015 改訂第2版, p.xvii, pp28-29, pp34-35, pp64-84, pp89-92, pp115-116, 南江堂, 2015

参考文献

2) 竹内孝治：消化器作用薬─胃に作用する薬─, NEW薬理学 改訂第7版（田中千賀子, 加藤隆一, 他 編）, pp480-488, 南江堂, 2017
3) 石井邦雄：はじめの一歩のイラスト薬理学, pp129-142, 羊土社, 2013
4) 川畑篤史：消化管の構造と機能. みてわかる薬学　図解 薬理学（鍋島俊隆, 井上和秀 編）, pp514-515, 南山堂, 2015
5) 川畑篤史：消化性潰瘍と治療薬. みてわかる薬学　図解 薬理学（鍋島俊隆, 井上和秀 編）, pp516-526, 南山堂, 2015
6) 越前宏俊：消化性潰瘍治療薬. 図解 薬理学─病態生理から考える薬の効くメカニズムと治療戦略 第2版, pp125-129, 医学書院, 2008
7) 鈴木英雄 監：消化性潰瘍．薬がみえる vol.3（医療情報科学研究所 編）, pp30-42, メディックメディア, 2016
8) 髙橋美由紀, 相澤政明, 他：消化性潰瘍治療薬（プロトンポンプ阻害薬・H_2受容体拮抗薬）．この患者・この症例にいちばん適切な薬剤が選べる　同効薬比較ガイド2（黒山政一, 明石貴雄, 他 編）, pp1-22, じほう, 2015
9) 髙橋美由紀, 黒山政一：消化性潰瘍治療薬. 違いがわかる！ 同種・同効薬 改訂第2版（黒山政一, 大谷道輝 編）, pp96-117, 南江堂, 2015
10) 河合隆：消化性潰瘍. 病気とくすり2018　基礎と実践Expert's Guide, 薬局, 69（4）：708-717, 2018
11) 伊賀千夏, 明石貴雄：消化性潰瘍. 病気とくすり2018　基礎と実践Expert's Guide, 薬局, 69（4）：717-724, 2018

（赤嶺 ちか江，黒山 政一）

13 糖尿病治療薬

代表的な糖尿病治療薬

- スルホニル尿素（SU）薬
- グリニド系薬
- DPP-4阻害薬
- GLP-1受容体作動薬
- ビグアナイド系薬
- チアゾリジン系薬
- α-グルコシダーゼ阻害薬
- SGLT2阻害薬
- インスリン製剤

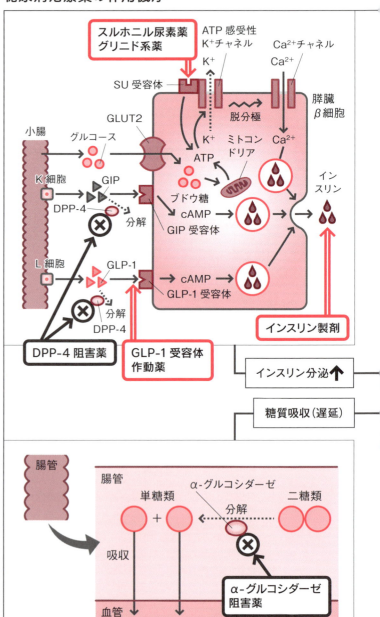

糖尿病治療薬の作用機序

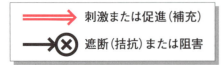

糖尿病とは

　糖尿病はインスリン分泌，作用不足に基づく慢性の高血糖状態を主徴とした代謝性疾患であり，発症には遺伝因子と肥満や運動不足，ストレスなどの環境因子が関与する。高血糖状態が持続することで神経障害，網膜症，腎症，虚血性心疾患，脳血管障害，下肢末梢動脈疾患など，慢性合併症が発症する。診断には血糖値やヘモグロビンA1c（HbA1c）値のほか，合併症の有無が用いられる。近年，糖尿病患者は増加し，厚生労働省による平成28年国民健康・栄養調査では「糖尿病が強く疑われる者」は約1,000万人に推計されると報告されている。

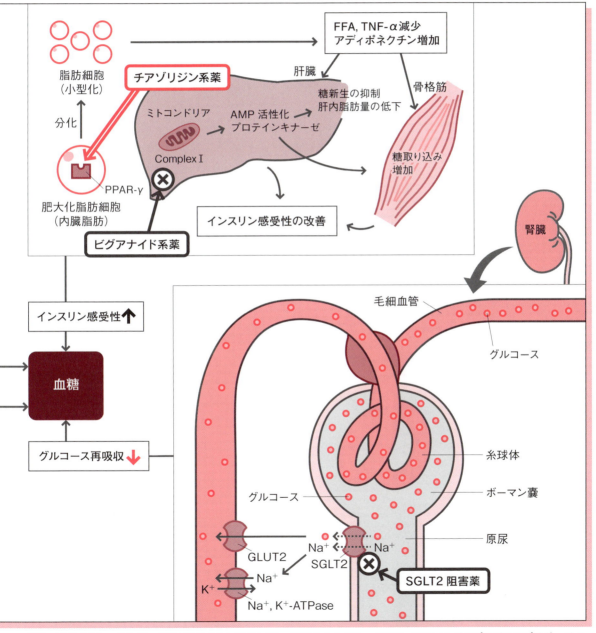

AMP：アデノシン一リン酸，ATP：アデノシン三リン酸，cAMP：サイクリックAMP，DPP-4：ジペプチジルペプチダーゼ-4，FFA：遊離脂肪酸，GIP：グルコース依存性インスリン分泌刺激ポリペプチド，GLP-1：グルカゴン様ペプチド-1，GLUT2：グルコース輸送体-2，PPAR-γ：ペルオキシソーム増殖活性化受容体-γ，SGLT2：Na⁺/グルコース共輸送体-2，TNF-α：腫瘍壊死因子-α

☑ 糖尿病の薬物治療

　糖尿病治療の目標は，良好な血糖管理を継続し，慢性合併症の発症・進展を抑制することで，健常人と変わらない生活の質(QOL)の維持と寿命を確保することである．1型糖尿病はインスリンを合成・分泌する膵ランゲルハンス島β細胞の破壊・消失によりインスリン分泌が不可逆的に低下しているため，インスリン依存状態にあり，インスリンによる治療が必須となる．一方，2型糖尿病は遺伝因子に肥満，加齢などが加わり，インスリン分泌が相対的に不足しているため，インスリン非依存状態にあり，食事療法および運動療法を2～3カ月間行っても良好な血糖管理が得られない場合には経口血糖降下薬を開始する．ただし，患者の状態によっては治療初期からインスリン治療を開始することもある．
　インスリン分泌能やインスリン感受性(抵抗性)の程度に加え，年齢，肥満・慢性合併症の程度，腎・肝機能を評価し，薬剤を選択する(表1)．糖尿病治療薬にはインスリン

表1　代表的な糖尿病治療薬一覧

分　類		一般名	代表的な商品名
①スルホニル尿素(SU)薬	第一世代	アセトヘキサミド	ジメリン
		グリクロピラミド	デアメリンS
		クロルプロパミド	アベマイド
	第二世代	グリクラジド	グリミクロン
		グリベンクラミド	オイグルコン，ダオニール
	第三世代	グリメピリド	アマリール
②グリニド系薬（速効型インスリン分泌促進薬）		ナテグリニド	ファスティック，スターシス
		ミチグリニドカルシウム水和物	グルファスト
		レパグリニド	シュアポスト
インクレチン関連薬	③DPP-4阻害薬	アナグリプチン	スイニー
		アログリプチン安息香酸塩	ネシーナ
		サキサグリプチン水和物	オングリザ
		シタグリプチンリン酸塩水和物	ジャヌビア，グラクティブ
		テネリグリプチン臭化水素酸塩水和物	テネリア
		ビルダグリプチン	エクア
		リナグリプチン	トラゼンタ
		オマリグリプチン	マリゼブ
		トレラグリプチンコハク酸塩	ザファテック
	④GLP-1受容体作動薬*	エキセナチド	バイエッタ，ビデュリオン
		デュラグルチド	トルリシティ
		リキシセナチド	リキスミア
		リラグルチド	ビクトーザ
		セマグルチド	オゼンピック
⑤ビグアナイド系薬		ブホルミン塩酸塩	ジベトス，ジベトンS
		メトホルミン塩酸塩	グリコラン，メトグルコ
⑥チアゾリジン系薬		ピオグリタゾン塩酸塩	アクトス

分泌を促進する①スルホニル尿素(SU)薬，②グリニド系薬，③DPP-4阻害薬，④GLP-1受容体作動薬，インスリン感受性を改善する⑤ビグアナイド系薬，⑥チアゾリジン系薬，糖の吸収を遅延させる⑦α-グルコシダーゼ阻害薬，糖の再吸収を抑制する⑧SGLT2阻害薬と⑨各種インスリン製剤がある．第一選択薬の単独投与で良好な血糖管理が得られない場合には作用機序の異なる血糖降下薬の併用が考慮されるが，わが国においては，併用療法に関するガイドラインは確立されていない．

糖尿病治療薬の作用機序と特徴

① スルホニル尿素(SU)薬

スルホニル尿素薬は，膵臓β細胞上にATP感受性K^+チャネルと隣接して存在するSU受容体に結合することにより，ATPの産生を促し，ATP感受性K^+チャネルを閉鎖して，細

分類			一般名	代表的な商品名
⑦α-グルコシダーゼ阻害薬			アカルボース	グルコバイ
			ボグリボース	ベイスン
			ミグリトール	セイブル
⑧SGLT2阻害薬			イプラグリフロジンL-プロリン	スーグラ
			エンパグリフロジン	ジャディアンス
			カナグリフロジン水和物	カナグル
			ダパグリフロジンプロピレングリコール水和物	フォシーガ
			トホグリフロジン水和物	デベルザ，アプルウェイ
			ルセオグリフロジン水和物	ルセフィ
⑨インスリン*製剤	ヒトインスリン	速効型	ヒトインスリン	ヒューマリンR，ノボリンR
		混合型	ヒトインスリン	ノボリン30R，イノレット30R，ヒューマリン3/7
		中間型	ヒトインスリン	ノボリンN，ヒューマリンN
	インスリンアナログ	超速効型	インスリンアスパルト	ノボラピッド
			インスリングルリジン	アピドラ
			インスリンリスプロ	ヒューマログ
		混合型	インスリンアスパルト	ノボラピッド30ミックス，ノボラピッド50ミックス，ノボラピッド70ミックス
			インスリンリスプロ	ヒューマログミックス25，ヒューマログミックス50
		中間型	インスリンリスプロ	ヒューマログN
		持効型溶解	インスリングラルギン	ランタス，ランタスXR
			インスリンデグルデク	トレシーバ
			インスリンデテミル	レベミル
		配合溶解	インスリンデグルデク・インスリンアスパルト	ライゾデグ

＊　注射製剤

胞膜を脱分極させる。脱分極に伴い，電位依存性Ca^{2+}チャネルが開口し，細胞内にCa^{2+}が流入する。細胞内Ca^{2+}濃度上昇によりインスリンを分泌させることで血糖降下作用を示す（ ▶作用機序図A ）。

最も頻度の高い副作用は低血糖である。スルホニル尿素薬投与時は血糖が低下してもATP感受性K^+チャネル閉鎖が持続し，インスリンを分泌させるため，低血糖が遷延化・重篤化することがある。患者に低血糖症状や発現時の対応方法についてあらかじめ指導する必要がある。

スルホニル尿素薬服用中の患者にDPP-4阻害薬またはSGLT2阻害薬を追加する場合には，低血糖のリスクを軽減するため，スルホニル尿素薬の減量を考慮する必要がある。

②グリニド系薬（速効型インスリン分泌促進薬）

グリニド系薬は，スルホニル尿素薬と同様に膵臓β細胞上のSU受容体に結合し，ATP感受性K^+チャネルを閉鎖して，電位依存性Ca^{2+}チャネルを開口させ，インスリン分泌を介して血糖降下作用を示す（ ▶作用機序図A ）。

スルホニル尿素薬と比較すると吸収・消失が速やかであるため，作用開始が早く，持

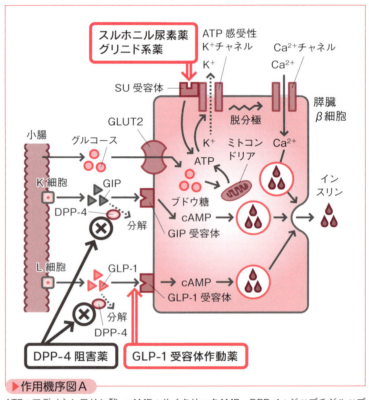

▶作用機序図A

ATP：アデノシン三リン酸，cAMP：サイクリックAMP，DPP-4：ジペプチジルペプチダーゼ-4，GIP：グルコース依存性インスリン分泌刺激ポリペプチド，GLP-1：グルカゴン様ペプチド-1，GLUT2：グルコース輸送体-2

続が短い。そのため，「食直前」に服用し，食後高血糖を抑制する。作用はスルホニル尿素薬に比較すると弱く，インスリン基礎分泌の低下がある症例やスルホニル尿素薬の無効例では効果が期待できない[1]。

③ DPP-4 阻害薬

インクレチンは食事摂取に伴って消化管から分泌され，インスリン分泌を促進するホルモンの総称である。インクレチンには小腸のK細胞から分泌されるグルコース依存性インスリン分泌刺激ポリペプチド（glucose-dependent insulinotropic polypeptide：GIP）と，L細胞から分泌されるグルカゴン様ペプチド-1（glucagon-like peptide-1：GLP-1）の2種がある。それぞれが受容体に結合すると，膵臓β細胞内のcAMPが増加することにより，インスリンの分泌が促進される。インクレチンは分泌後，ジペプチジルペプチダーゼ-4（dipeptidyl peptidase-4：DPP-4）により速やかに不活化される。

DPP-4阻害薬は，GLP-1受容体作動薬とともにインクレチン関連薬と呼ばれる。DPP-4を阻害し，インクレチンの不活化を抑制することでインスリン分泌を促進し（ ▶作用機序図A ），血糖を上昇させるグルカゴンの分泌を抑制し，血糖降下作用を示す。DPP-4阻害薬はグルコース濃度の上昇がない場合には，インスリン分泌を増強しないため，DPP-4阻害薬の単独投与では低血糖のリスクは低い。また，体重増加を起こしにくいという特徴を有する。

ビルダグリプチン（エクア），リナグリプチン（トラゼンタ），テネリグリプチン臭化水素酸塩水和物（テネリア）以外は腎排泄型薬剤のため，腎機能低下時には用量調整が必要となる。また，トレラグリプチンコハク酸塩（ザファテック），オマリグリプチン（マリゼブ）は週1回の投与で持続的にDPP-4阻害作用を示す。

④ GLP-1 受容体作動薬

GLP-1受容体作動薬は膵臓β細胞のGLP-1受容体を刺激し，インスリン分泌を促進して（ ▶作用機序図A ），グルカゴン分泌を抑制させ，血糖降下作用を示す。DPP-4阻害薬と同様に単独投与では低血糖のリスクは低い。GLP-1受容体は膵臓のほか，神経，消化管などにも発現しており，これらを刺激することで，食欲抑制，胃排泄抑制がなされ，体重減少を引き起こす。GLP-1受容体作動薬は，DPP-4阻害薬よりインクレチン濃度を上昇させるため，体重減少作用がより顕著に現れる。副作用として，下痢，便秘，嘔気などの胃腸障害の発現頻度が高いので，胃腸障害発現を軽減するため，低用量から投与を開始し，漸増する必要がある。

GLP-1受容体作動薬は皮下投与製剤であり，短時間作用型のエキセナチド（バイエッタ）は1日2回，リキシセナチド（リキスミア）は1日1回，長時間作用型のリラグルチド（ビクトーザ）は1日1回，エキセナチド（ビデュリオン），デュラグルチド（トルリシティ），セマグルチド（オゼンピック）は週1回の投与である。

⑤ ビグアナイド系薬

　ビグアナイド系薬は，肝細胞内のミトコンドリア呼吸鎖（ComplexⅠ）を阻害し，AMP活性化プロテインキナーゼを活性化させ，肝臓での糖新生抑制，肝内脂肪量の低下，骨格筋における糖取り込みを増加させることにより，肝臓や骨格筋でのインスリン感受性を改善させる（▶作用機序図B）。インスリン分泌を促進しないため，体重増加を助長しにくいという利点がある。

　副作用は食欲不振，悪心・嘔吐，下痢などの消化器症状が多く，重篤な副作用として乳酸アシドーシスがある。乳酸アシドーシスを起こしやすい，腎機能障害，重度の肝機能障害，脱水状態，栄養不良状態，妊婦などの患者は禁忌である。また，ヨード造影剤を用いて検査を行う患者においては乳酸アシドーシスを起こすことがあるため，検査前に一時的に中止し，ヨード造影剤投与後48時間は再開しない。

⑥ チアゾリジン系薬

　チアゾリジン系薬は，肥大化脂肪細胞（内臓脂肪）に分布するペルオキシソーム増殖活性化受容体-γ（peroxisome proliferator-activated receptor-γ：PPAR-γ）を刺激し，小型脂肪細胞への分化を促進する。そして，腫瘍壊死因子-α（tumor necrosis factor-α：TNF-α）や遊離脂肪酸（free fatty acid：FFA）の分泌を低下させ，インスリン感受性を改善するアディポネクチンの分泌を亢進させることで，肝臓や骨格筋でのインスリン感受性を改善する（▶作用機序図B）。そのため，肥満度〔body mass index＝BMI（kg/m^2）〕が24以上あるいはインスリン感受性が低下した患者（空腹時血中インスリン値で5μU/mL以上）が良い適応となる。主な副作用には循環血漿量の増加に伴う心不全の増悪・発症，浮腫がある。浮腫は女性に多く報告されているため，女性の場合は15 mg/日の低用量から開始する。

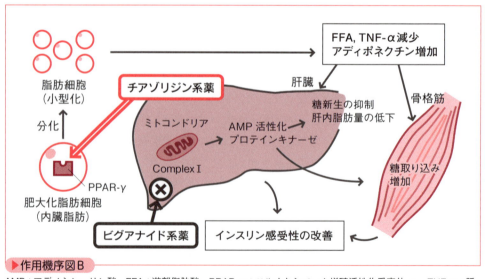

▶作用機序図B

AMP：アデノシン一リン酸，FFA：遊離脂肪酸，PPAR-γ：ペルオキシソーム増殖活性化受容体-γ，TNF-α：腫瘍壊死因子-α

⑦ α-グルコシダーゼ阻害薬

　食事より摂取したショ糖などの二糖類は，α-グルコシダーゼによりグルコースなどの単糖類に分解され，腸管内から血管内に吸収される。α-グルコシダーゼ阻害薬は，小腸において，α-グルコシダーゼ活性を阻害することで二糖類の単糖類への分解を阻止し，糖質の吸収を遅らせ，食後高血糖を改善する[1]（ ▶作用機序図C ）。単糖類の吸収時間遅延を生じさせるが，吸収総量を抑制するわけではないため，単剤使用では低血糖を来す可能性は低い。ただし，低血糖が生じた場合には，α-グルコシダーゼが阻害された状態にあり，二糖類の吸収が遅延しているため，単糖であるグルコースを補給しなければならない[2]。

　主な副作用は下痢，放屁増加，腹部膨満などの消化器症状である。アカルボースは重篤な肝障害が報告されているため，服用開始から6カ月間は月1回の肝機能検査が必要である。

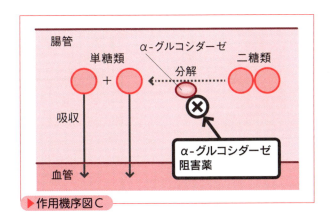

▶作用機序図C

⑧ SGLT2阻害薬

　糸球体で濾過された血液は原尿となり，原尿中の糖は糖輸送蛋白の一つであるNa^+/グルコース共輸送体（sodium glucose co-transporter：SGLT）により血液中に再吸収される。そのため，原尿中の糖はほぼすべて再吸収され，尿中に糖は含まれない。SGLTにはSGLT1とSGLT2の2つのタイプに分類され，SGLT1は腎臓以外の消化管，心臓などにも発現し，糖の再吸収への関与は小さい。一方，SGLT2は腎臓の近位尿細管に特異的に発現し，糖再吸収の90％を担っている。SGLT2阻害薬はSGLT2を特異的に阻害し，近位尿細管における糖の再吸収を抑制し，血糖の上昇を抑える（ ▶作用機序図D ）。また，尿中への糖排泄の増加によりエネルギーを喪失すること，脂肪分解が促進されることにより体重を減少させる。

　尿糖の増加時は浸透圧利尿により尿量が増加し，多尿・頻尿がみられることがある。脱水症状を起こさないために適切な水分補給が必須である。また，血糖コントロールが良好な場合でも尿糖が陽性を示すため，患者に不安を与えないよう指導する必要がある。

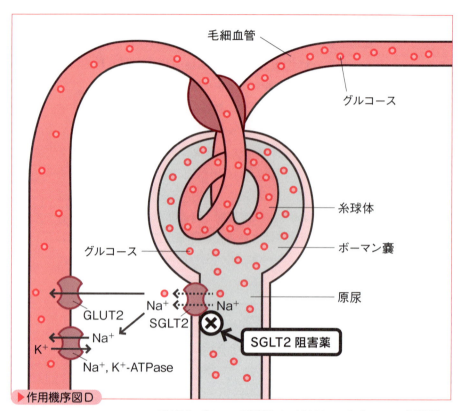

▶作用機序図 D

GLUT2：グルコース輸送体-2，SGLT2：Na$^+$/グルコース共輸送体-2

⑨インスリン製剤

　インスリンは，標的細胞（筋，肝臓，脂肪など）の細胞膜にあるインスリン受容体に結合して作用を発現する。インスリンの作用は，筋・脂肪細胞内への糖取り込み促進，筋・肝臓におけるグリコーゲン合成の促進，肝臓における糖新生の抑制，脂肪・蛋白質の合成促進・分解抑制，膵臓におけるグルカゴンの分泌抑制である（ ▶作用機序図 E ）。

　インスリン製剤は，糖尿病において不足している内因性のインスリンを補う目的で投与される。投与されたインスリンは内因性インスリンと同様に血糖値降下作用を発現する。

　インスリン製剤による治療（インスリン療法）の原則は，基礎インスリン分泌と追加インスリン分泌補充により健常人の血中インスリン推移と同様にすることである。中間型または持効型溶解インスリン製剤が基礎インスリン分泌補充に，速効型または超速効型インスリン製剤が追加インスリン分泌補充に用いられる。

　インスリン療法の絶対的適応は，1型糖尿病を含むインスリン依存状態のほか，①高血糖性の昏睡，②重度の肝障害，腎障害を合併し，食事療法でコントロール不十分，③重症感染症，外傷，中等度以上の外科手術，④糖尿病合併の妊婦，⑤静脈栄養時の血糖コントロールである。インスリン療法の副作用としては，低血糖の頻度が最も高く，症例により網膜症，神経障害の増悪を認めることがある。長期的リスクとしては体重増加があり，インスリン療法実施時にも食事療法を継続し，体重推移をモニタリング

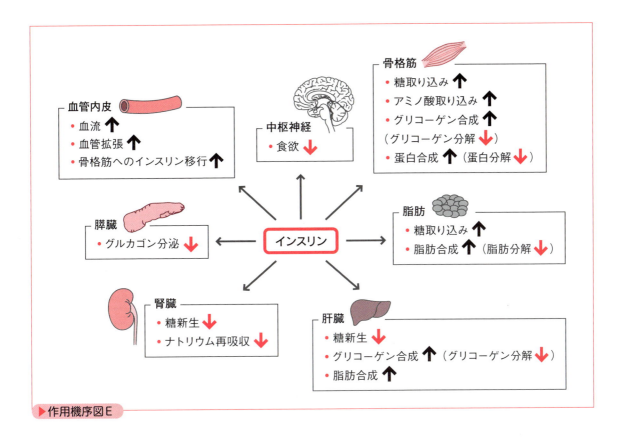

▶作用機序図E

する必要がある。また，インスリン注射部位は皮下組織の委縮，肥厚，硬結によるインスリンの効果減弱を防止するため，毎回異なる部位とする。

引用文献

1) 弘世貴久 監：糖尿病．薬がみえる vol.2（医療情報科学研究所 編），pp2-45, メディックメディア，2015
2) 越前宏俊：糖尿病．図解 薬理学―病態生理から考える薬の効くメカニズムと治療戦略，pp163-168, 医学書院，2008

参考文献

3) 林 哲範, 七里眞義, 他：糖尿病（合併症を含む）．病気とくすり2018 基礎と実践 Expert's Guide, 薬局, 69(4)：862-890, 2018
4) 日本糖尿病学会：糖尿病診療ガイドライン2016〔http://www.jds.or.jp/modules/publication/index.php?content_id=4（2017年11月7日閲覧）〕
5) 黒山政一, 香取祐介：糖尿病．初めの一歩は絵で学ぶ 薬理学―疾患と薬の作用がひと目でわかる，pp98-101, じほう, 2014
6) 太田明雄, 田中 逸：メトホルミンの作用機序について教えてください．治療, 96(6)：927-929, 2014
7) 太田明雄, 田中 逸：ビグアナイド薬．日本臨牀, 73(3)：397-401, 2015
8) 小林正稔, 植木浩二郎：チアゾリジン薬．日本臨牀, 73(3)：402-408, 2015

（飛田 夕紀，黒山 政一）

14 抗血栓薬
（抗血小板薬・抗凝固薬・血栓溶解薬）

代表的な抗血栓薬

抗血小板薬
- シクロオキシゲナーゼ（COX）阻害薬
- トロンボキサンA_2（TXA_2）合成阻害薬
- アデノシンニリン酸（ADP）受容体遮断薬
- プロスタグランジンI_2（PGI_2）誘導体
- セロトニン（5-HT_2）受容体遮断薬
- ホスホジエステラーゼⅢ（PDE-Ⅲ）阻害薬

抗凝固薬
- ヘパリン，低分子ヘパリン
- ワルファリン
- 直接トロンビン阻害薬
- 合成Ｘa因子阻害薬

血栓溶解薬
- 組織プラスミノーゲンアクチベータ（t-PA）製剤

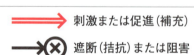
- 刺激または促進（補充）
- 遮断（拮抗）または阻害

抗血栓薬の作用機序

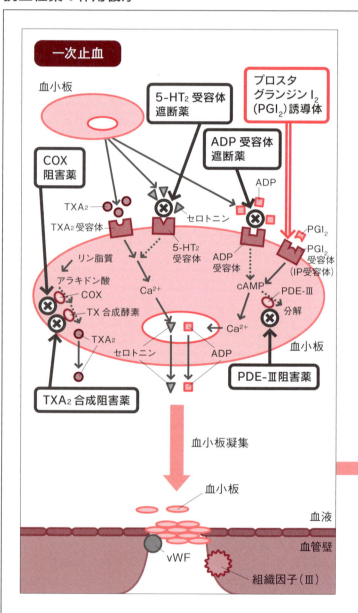

抗血栓薬とは

　抗血栓薬は血栓が生じないように予防する，もしくは血栓を溶解する薬剤である．血液は，血栓形成作用と血栓溶解作用のバランスが保たれているが，血管の損傷や血流異常により血栓が形成される．血栓がその場で血管を詰まらせる疾患を血栓症，血栓が血流に乗ってほかの場所の狭い血管を詰まらせる疾患を塞栓症と呼ぶ．血栓や塞栓が原因となる代表的な疾患として心筋梗塞や脳梗塞があり，2016年の国内死亡数はそれぞれ約3.5万人，約6万人に上る[1]．抗血栓薬は止血機構から，抗血小板薬，抗凝固薬，血栓溶解薬に分類される．

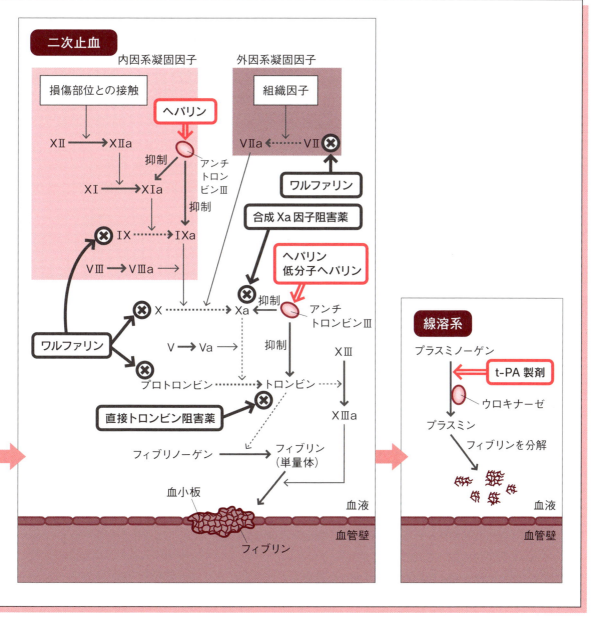

5-HT$_2$：セロトニン，ADP：アデノシン二リン酸，COX：シクロオキシゲナーゼ，PDE-Ⅲ：ホスホジエステラーゼⅢ，PGI$_2$：プロスタグランジンI$_2$，t-PA：組織プラスミノーゲンアクチベータ，TX：トロンボキサン，TXA$_2$：トロンボキサンA$_2$，vWF：ヴォン・ヴィレブランド因子
※二次止血に登場するローマ数字は血液凝固因子を示す．aは血液凝固因子の活性型を示す．

止血の仕組みと抗血栓薬を用いた薬物治療

① 止血の仕組み

本来，われわれは外傷などによる出血の際に，血を固める機能（止血機構）を備えており，血管が何らかの理由で傷つき出血すると，止血反応が始まる。

まず，血管損傷部位に粘着し，活性化した血小板は，セロトニン（5-HT$_2$）やアデノシン二リン酸（ADP），トロンボキサンA$_2$（TXA$_2$）を放出して，まわりの血小板を活性化し，血小板を凝集させることで血管の損傷部位を覆う（一次止血）。

さらに，血小板凝集により形成された血小板は，血栓を補強するために糸状の蛋白質であるフィブリンを生成し，頑丈な血栓を形成する（二次止血）。フィブリン生成には13種類の血液凝固因子が関与しており，これらが連続的に反応し，最終的にはトロンビンが，フィブリノーゲンからフィブリンを生成する反応を促進する。損傷血管が修復され，止血の役割を終えた血栓は，フィブリン分解酵素であるプラスミンによって分解される（線溶系）。プラスミンは組織プラスミノーゲンアクチベータ（t-PA）によってプラスミノーゲンから産生され，血栓を構成しているフィブリンを分解する。

抗血栓薬は血栓が生じないように予防する，もしくは血管や血流の異常により生じた血栓を溶解する薬剤である。止血機構から，抗血小板薬（血小板凝集抑制薬），抗凝固薬，血栓溶解薬に分類される（表1）。

② 抗血小板薬を用いた薬物治療

抗血小板薬は，一次止血の段階を抑制することで血栓形成を抑制する薬剤であり，主に心筋梗塞やアテローム血栓性脳梗塞など，動脈などの速い血流下で血栓が形成される疾患の予防に用いられる。

「ST上昇型急性心筋梗塞の診療に関するガイドライン（2013年改訂版）」[2]において，アスピリンは単独投与でも死亡率や再梗塞率を減少させることが明らかにされており，早期に投与するほど死亡率が低下することが示されているため，ST上昇型急性心筋梗塞を疑う全患者に，できるだけ早くアスピリンを投与することが推奨されている。また，アスピリンアレルギー患者にはADP受容体遮断薬（チエノピリジン系薬剤）を代用することが推奨されている。

③ 抗凝固薬を用いた薬物治療

抗凝固薬は二次止血の行程を抑制することで血栓形成を抑制する薬剤であり，主に心原性脳塞栓症や深部静脈血栓症など，静脈などの遅い血流下で血栓が形成される疾患の予防に用いられる。

非弁膜症性心房細動を伴う脳梗塞または一過性脳虚血発作患者に対してワルファリンの再発予防効果が示されており[3]，「脳卒中治療ガイドライン2015［追補2017対応］」において，ワルファリンとの非劣性が示されているダビガトランエテキシラートメタンスルホン酸塩，リバーロキサバン，アピキサバン，エドキサバントシル酸塩水和物がワル

表1 代表的な抗血栓薬一覧

薬効分類		一般名	代表的な商品名
抗血小板薬	シクロオキシゲナーゼ(COX)阻害薬	アスピリン	バイアスピリン
		アスピリン・ダイアルミネート	バファリンA81
		アスピリン・ランソプラゾール	タケルダ
	トロンボキサンA_2(TXA$_2$)合成阻害薬	オザグレルナトリウム	カタクロット，キサンボン
		イコサペント酸エチル	エパデール
	アデノシン二リン酸(ADP)受容体遮断薬	クロピドグレル硫酸塩	プラビックス
		チカグレロル	ブリリンタ
		チクロピジン塩酸塩	パナルジン
		プラスグレル塩酸塩	エフィエント
		クロピドグレル硫酸塩・アスピリン	コンプラビン
	プロスタグランジンI_2(PGI$_2$)誘導体	ベラプロストナトリウム	ドルナー，プロサイリン
	セロトニン(5-HT$_2$)受容体遮断薬	サルポグレラート塩酸塩	アンプラーグ
	ホスホジエステラーゼⅢ(PDE-Ⅲ)阻害薬	ジピリダモール	ペルサンチン
		シロスタゾール	プレタール
抗凝固薬	ヘパリン，低分子ヘパリン	ヘパリンナトリウム	ヘパリンNa
		ヘパリンカルシウム	ヘパリンCa
		ダナパロイドナトリウム	オルガラン
		ダルテパリンナトリウム	フラグミン
		エノキサパリンナトリウム	クレキサン
		パルナパリンナトリウム	ローヘパ
		レビパリンナトリウム	クリバリン
	ワルファリン	ワルファリンカリウム	ワーファリン
	直接トロンビン阻害薬	ダビガトランエテキシラートメタンスルホン酸塩	プラザキサ
	合成Xa因子阻害薬	アピキサバン	エリキュース
		エドキサバントシル酸塩水和物	リクシアナ
		フォンダパリヌクスナトリウム	アリクストラ
		リバーロキサバン	イグザレルト
血栓溶解薬	組織プラスミノーゲンアクチベータ(t-PA)製剤	アルテプラーゼ	アクチバシン，グルトパ
		モンテプラーゼ	クリアクター

ファリンと並んで再発予防のための抗凝固療法として推奨されている[4]。

④ 血栓溶解薬を用いた薬物治療

　血栓溶解薬は形成された血栓を取り除く薬剤であり，脳梗塞や心筋梗塞の発症直後で，血栓除去により不可逆的障害を回避できる場合に用いられる。脳梗塞急性期治療として，発症から4.5時間以内に治療可能な虚血性脳血管障害で，慎重に適応判断された患者に対する遺伝子組み換え組織プラスミノーゲンアクチベータの投与が，ガイドラインで推奨されている[4]。

✅ 抗血小板薬の作用機序と特徴

① シクロオキシゲナーゼ(COX)阻害薬

　アスピリンは，低用量で血小板のCOXを選択的に阻害することでトロンボキサンA_2(TXA_2)の産生を抑制し，血小板の活性化を阻害して血小板凝集を抑制する（▶作用機序図A）。アスピリンは，高用量になると血管内皮細胞のCOXも阻害するため，抗血栓作用を有するプロスタグランジンI_2(PGI_2)の産生が抑制され，血小板凝集抑制作用は減弱する（アスピリンジレンマ）。その他，副作用として喘息発作誘発，消化性潰瘍などの発現に注意が必要である。

② トロンボキサンA_2(TXA_2)合成阻害薬

　脳梗塞の急性期に用いられるオザグレルナトリウムは，血小板においてTXA_2の合成酵素を阻害し，血小板凝集を抑制する（▶作用機序図A）。

　イコサペント酸エチルは魚油などに多く含まれるn-3系の不飽和脂肪酸であり，TXA_2の材料であるアラキドン酸の代わりに血小板内に取り込まれ，TXA_3へ代謝されるため，相対的にTXA_2の産生量が減少し，血小板凝集が抑制される。

　オザグレルの副作用として，出血傾向となるため，出血性脳梗塞や硬膜外出血，脳塞栓患者には禁忌である。イコサペント酸エチルの重大な副作用としては，肝障害に注意が必要である。

③ アデノシンニリン酸(ADP)受容体遮断薬

　ADP受容体遮断薬は血小板のADP受容体を不可逆的に遮断してサイクリックAMP(cAMP)の濃度を高め，血小板内のCa^{2+}濃度を下げる。ADPの放出が抑えられることでまわりの血小板の活性化が阻害され，血小板凝集が抑制される（▶作用機序図A）。

　チクロピジン塩酸塩の重大な副作用としては，血栓性血小板減少性紫斑病(TTP)や無顆粒球症，重篤な肝障害が知られており，投与開始2カ月間は2週間に1回の定期的な血液検査を実施する必要がある。また，クロピドグレル硫酸塩はチクロピジンよりも副作用が少ないが，CYP2C19の遺伝子多型により作用の強さに個人差があるので注意が必要である。

④ プロスタグランジンI_2(PGI_2)誘導体

　PGI_2誘導体は，血小板のPGI_2受容体(IP受容体)を刺激することでcAMP濃度を高め，血小板内のCa^{2+}濃度を下げることで血小板凝集を抑制する（▶作用機序図A）。ベラプロストナトリウムは，サルポグレラート塩酸塩やシロスタゾールと同様，慢性動脈閉塞症に伴う潰瘍，疼痛および冷感の改善や，原発性肺高血圧症に用いられる。重大な副作用として脳出血や消化管出血，肺出血，眼底出血のほか，間質性肺炎，肝機能障害，狭心症，心筋梗塞に注意が必要である。

⑤ セロトニン(5-HT$_2$)受容体遮断薬

　サルポグレラートは血小板のセロトニン(5-HT$_2$)受容体を遮断することで，セロトニンの遊離を抑え，まわりの血小板の活性化を阻害することで血小板凝集作用を抑制する（▶作用機序図A）。血管収縮抑制作用も有するため，血流障害を改善する。慢性動脈閉塞症に伴う潰瘍，疼痛および冷感などの虚血性諸症状の改善に用いられ，重大な副作用として，脳出血，消化管出血，肝機能障害，無顆粒球症に注意が必要である。

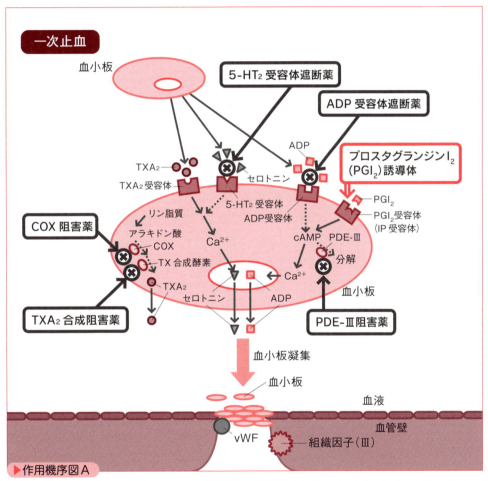

▶作用機序図A

5-HT$_2$：セロトニン，ADP：アデノシンニリン酸，COX：シクロオキシゲナーゼ，PDE-Ⅲ：ホスホジエステラーゼⅢ，TX：トロンボキサン，TXA$_2$：トロンボキサンA$_2$，vWF：ヴォン・ヴィレブランド因子

⑥ ホスホジエステラーゼⅢ（PDE-Ⅲ）阻害薬

　PDE-Ⅲ阻害薬は，血小板内でcAMPの分解を行うホスホジエステラーゼⅢ（PDE-Ⅲ）を阻害することでcAMP濃度を高め，血小板内のCa^{2+}濃度を下げることでADPの放出を抑えて血小板凝集を抑制する（▶作用機序図A）。

　シロスタゾールは末梢血管の拡張作用も有するため，血流障害を改善する。脳梗塞発症後の再発抑制のほか，サルポグレラートと同様，慢性動脈閉塞症に伴う潰瘍，疼痛および冷感などの虚血性諸症状の改善に用いられる。シロスタゾール投与により，脈拍数が増加し，狭心症が発現することがあるため，胸痛などの狭心症症状に対する問診が必要である。

抗凝固薬の作用機序と特徴

⑦ ヘパリン，低分子ヘパリン

　ヘパリンは，血漿中のアンチトロンビンⅢ（ATⅢ）と複合体を形成することによって，トロンビンやⅨa，Ⅹa，Ⅺa因子を阻害して，速やかな抗凝固作用を示す（▶作用機序図B）。また，低分子ヘパリンであるダルテパリンナトリウムやパルナパリンナトリウムは，ATⅢを介して選択的にⅩa因子活性を阻害することで抗凝固作用を示すが，抗トロンビン作用は弱い（▶作用機序図B）。

　ヘパリンによる抗凝固療法を行う際には，活性化部分トロンボプラスチン時間（activated partial thromboplastin time：APTT）のモニタリングが必要である。中毒時にはヘパリンの拮抗薬としてプロタミン硫酸塩が用いられる。重大な副作用として，ヘパリン起因性血小板減少症（heparin-induced thrombocytopenia：HIT）に注意が必要である。

⑧ ワルファリン

　ワルファリンは，ビタミンK依存性凝固因子（Ⅶ，Ⅸ，Ⅹ因子，プロトロンビン）の生成を阻害して抗凝固作用を示す（▶作用機序図B）。主に心原性脳塞栓症や深部静脈血栓症といった，静脈などの遅い血流下で血栓が形成される疾患の予防に用いられる。ワルファリン投与によりプロトロンビン時間（PT）が延長するため，ワルファリンによる抗凝固療法を行う際には，PTのInternational Normalized Ratio（INR）表示でのモニタリングが必要である。

　中毒時の拮抗薬としてビタミンK製剤が用いられる。ビタミンKを多く含む食物はワルファリンの作用を減弱させるので注意する。また，重大な副作用として出血，皮膚壊死，肝障害に注意が必要である。

⑨ 直接トロンビン阻害薬

　ダビガトランは，トロンビンの活性部位に可逆的に結合してフィブリノーゲンからフィブリンへの変換を阻害し，抗凝固作用を示す（▶作用機序図B）。非弁膜症性心房細動患者における脳卒中や全身性塞栓症に用いられる薬剤で，ワルファリンと比較して食

物の影響を受けにくく，食事制限の必要がない。

中毒時の拮抗薬としては，ダビガトラン特異的中和薬のイダルシズマブが開発された。重大な副作用として出血や間質性肺炎に注意が必要で，特に高齢者や腎障害患者では投与量の調節が必要である。

⑩ 合成Xa因子阻害薬

Xa因子を可逆的に結合してプロトロンビンからトロンビンへの変換を阻害し，抗凝固作用を示す（▶作用機序図B）。フォンダパリヌクスナトリウムはヘパリンに構造を模

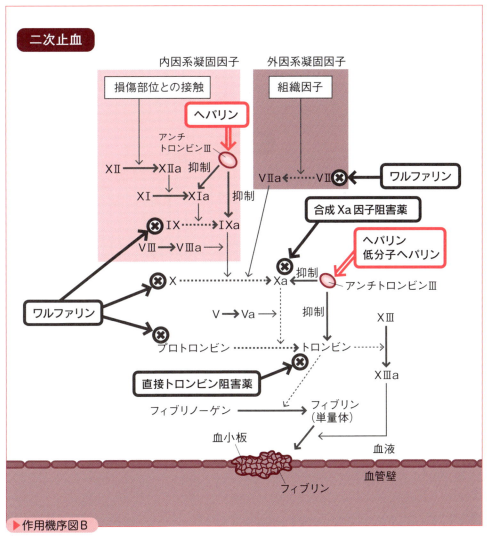

▶作用機序図B

ローマ数字：血液凝固因子，a：血液凝固因子の活性体

した薬剤であり，ATⅢと複合体を形成してⅩa因子を阻害する。エドキサバン，リバーロキサバン，アピキサバンは経口のⅩa因子阻害薬であり，ダビガトランと並んで新規経口抗凝固薬（Novel Oral AntiCoagulants：NOAC）と呼ばれている。重大な副作用として出血や間質性肺炎に注意が必要で，特に高齢者や腎障害患者では投与量の調節が必要である。

☑ 血栓溶解薬の作用機序と特徴

⑪ 組織プラスミノーゲンアクチベータ（t-PA）製剤

血液中の不活性型プラスミノーゲンに結合して活性化させ，プラスミノーゲンをプラスミンに変換させながら血栓上のフィブリンを分解させて血栓を溶解する（▶作用機序図C）。

重大な副作用として脳出血や消化管出血，脳梗塞があり，出血する恐れの高い患者には禁忌となっている。

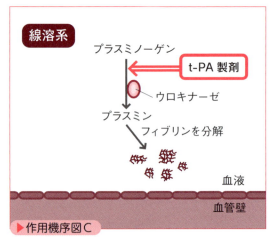

▶作用機序図C

t-PA：組織プラスミノーゲンアクチベータ

引用文献

1) 厚生労働省　平成28年人口動態統計
http://www.mhlw.go.jp/toukei/saikin/hw/jinkou/kakutei16/dl/11_h7.pdf
2) 日本循環器学会学術委員会合同研究班：二次予防．循環器病の診断と治療に関するガイドライン（2012年度合同研究班報告）ST上昇型急性心筋梗塞の診療に関するガイドライン（2013年改訂版），pp75-79, 2013
http://www.j-circ.or.jp/guideline/pdf/JCS2013_kimura_h.pdf

3) EAFT (European Atrial Fibrillation Trial) Study Group：Secondary prevention in non-rheumatic atrial fibrillation after transient ischaemic attack or minor stroke. Lancet, 342: 1255-1262, 1993
4) 日本脳卒中学会脳卒中ガイドライン委員会 編：脳梗塞・TIA. 脳卒中治療ガイドライン2015［追補2017対応］, pp54-138, 協和企画, 2017

参考文献

5) 中畑則道：血液. 標準医療薬学 薬理学（辻本豪三, 小池勝夫 編）, pp287-307, 医学書院, 2009

（香取 祐介，黒山 政一）

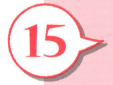

蓄尿障害・排尿障害治療薬

蓄尿・排尿の仕組み

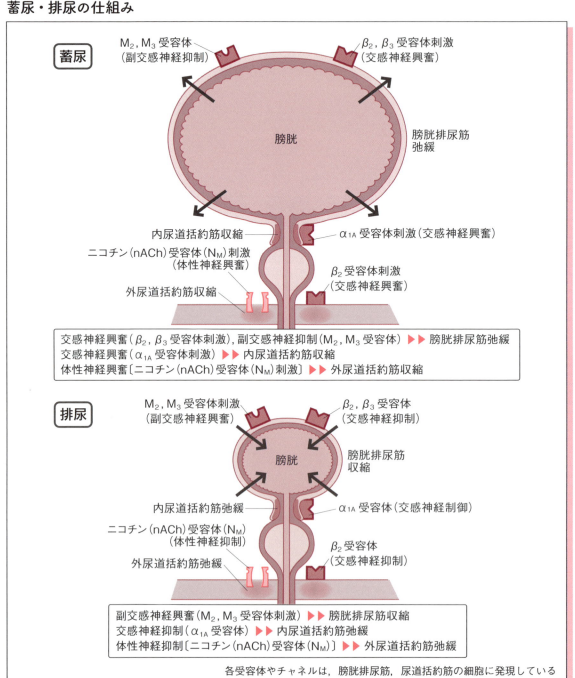

蓄尿障害・排尿障害とは

膀胱の機能は蓄尿と排尿であり，蓄尿時には膀胱排尿筋は弛緩し，尿道括約筋（内尿道括約筋および外尿道括約筋）は収縮する。また，排尿時には膀胱排尿筋は収縮し，尿道括約筋は弛緩する。膀胱機能障害は蓄尿と排尿に関するこれらの筋肉の収縮・弛緩の協調的機能が維持できない場合に生じる。膀胱機能障害には蓄尿障害と排尿障害があり，主な症状は蓄尿に関する症状（頻尿，尿失禁，尿意切迫感），排尿に関する症状（排尿困難，尿勢低下），排尿後の症状（残尿感）である。

蓄尿障害・排尿障害治療薬の作用機序

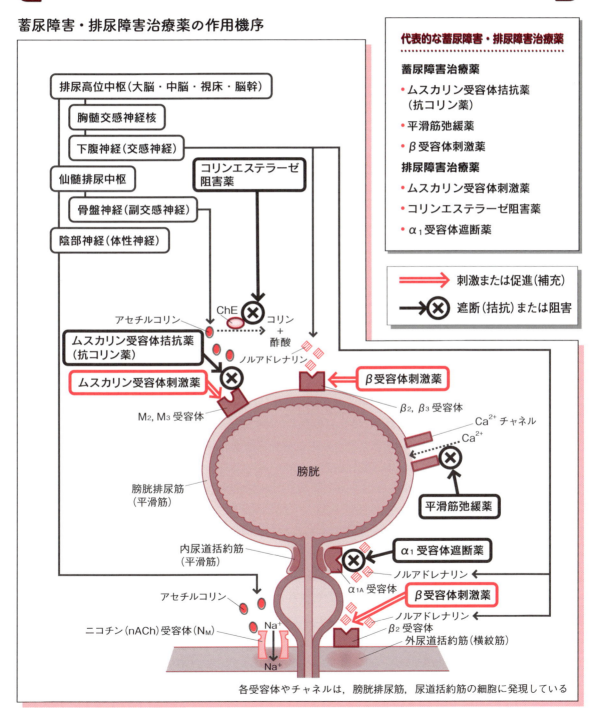

ChE：コリンエステラーゼ

蓄尿・排尿の仕組みと蓄尿障害・排尿障害の薬物治療

① 蓄尿・排尿の仕組み

　膀胱機能の調節は，下腹神経（交感神経），骨盤神経（副交感神経），陰部神経（体性神経）が関与し，遠心性神経として下部尿路を支配する。膀胱の知覚は下腹神経や骨盤神経を，尿道の知覚は陰部神経を求心路としている。

　蓄尿は，交感神経と体性神経の興奮によって維持され，アドレナリンβ_2およびβ_3受容体刺激により，膀胱排尿筋は弛緩する。また，内尿道括約筋はα_{1A}受容体刺激，外尿道括約筋はニコチン（nAChR）受容体（N_M）刺激により，収縮する。外尿道括約筋の収縮はβ_2受容体の刺激で増強される。排尿時，膀胱伸展に伴う尿意は，排尿中枢に作用して，排尿反射を誘発する。副交感神経が興奮し，ムスカリンM_2およびM_3受容体が刺激され，膀胱排尿筋が収縮する。また，交感神経および体性神経の抑制により，内尿道括約筋および外尿道括約筋は弛緩し，尿が体外に排出される。

② 蓄尿障害の薬物治療

　蓄尿障害は頻尿や尿意切迫感，尿失禁などの症状が生じる状態であり，治療は膀胱排尿筋の過活動（過活動膀胱）を抑制することが主体となる。過活動膀胱の病因は，脳血管障害やパーキンソン病などの神経疾患が原因の神経因性と，それ以外の非神経因性（加齢，前立腺肥大症などの下部尿路閉塞，骨盤底筋群の脆弱化など）に大別される。

　診断および治療は，2015年に公表された「過活動膀胱診療ガイドライン 第2版」に従って行う。診断は，既往歴・症状の問診，身体初見，尿検査，残尿測定，尿流動態検査により行う。治療は，生活指導（飲水制限，排尿習慣改善）および理学療法（膀胱訓練，骨盤底筋訓練）などの行動療法と薬物治療により行われるが，その中心は薬物療法である。

　ガイドラインでは，ムスカリン受容体拮抗薬（抗コリン薬）とアドレナリンβ_3受容体刺激薬を推奨しており，さらに性別と年齢による薬物療法の目安を示している。女性はムスカリン受容体拮抗薬またはβ_3受容体刺激薬，50歳以上の男性は前立腺肥大症に合併する過活動膀胱の可能性が高いためα_1受容体遮断薬の投与を最優先とし，過活動膀胱症状の改善がみられない場合にムスカリン受容体拮抗薬やβ_3受容体刺激薬の併用を考慮するとされている[1]。

　前立腺肥大に伴う下部尿路閉塞は，腺腫の肥大による機械的閉塞と，交感神経α_1受容体刺激を介する前立腺平滑筋の収縮および尿道内圧の上昇による機能的閉塞が関与しており，α_1受容体遮断薬は前立腺平滑筋に存在するα_1受容体を遮断することで，機能的閉塞による下部尿路閉塞を改善する。

③ 排尿障害の薬物治療

　排尿障害は排尿困難や尿勢低下などの排尿症状や残尿増加などの症状が生じる状態であり，排尿筋の収縮力低下や収縮時間の短縮，尿道抵抗増大など膀胱排尿筋の低活動

(低活動膀胱)による病態であるが，明確な定義はなされていない。病因は加齢，神経疾患，下部尿路閉塞，糖尿病，動脈硬化による虚血などが考えられている。過活動膀胱とは異なり，明確な診断基準は存在せず，詳しい病態生理も明らかになっていない。

治療は薬物療法やカテーテル管理(清潔間欠自己導尿など)である。薬物療法は，主に膀胱排尿筋の収縮力を増強させる薬剤(ムスカリン受容体刺激薬，コリンエステラーゼ阻害薬)と尿道抵抗を減弱させる薬剤(α_1受容体遮断薬)が単独または併用で用いられる。

代表的な蓄尿障害・排尿障害治療薬を**表1**に示す。

表1 代表的な蓄尿障害・排尿障害治療薬

	分類	成分名	代表的な商品名
蓄尿障害治療薬	① ムスカリン受容体拮抗薬(抗コリン薬)	酒石酸トルテロジン	デトルシトール
		フェソテロジンフマル酸塩	トビエース
		コハク酸ソリフェナシン	ベシケア
		イミダフェナシン	ウリトス，ステーブラ
		オキシブチニン塩酸塩	ポラキス，ネオキシ
		プロピベリン塩酸塩	バップフォー
	② 平滑筋弛緩薬	フラボキサート塩酸塩	ブラダロン
	③ β受容体刺激薬	クレンブテロール塩酸塩	スピロペント
		ミラベグロン	ベタニス
排尿障害治療薬	① ムスカリン受容体刺激薬	ベタネコール塩化物	ベサコリン
	② コリンエステラーゼ阻害薬	ジスチグミン臭化物	ウブレチド
		ネオスチグミン	ワゴスチグミン
	③ α_1受容体遮断薬	タムスロシン塩酸塩	ハルナール
		ナフトピジル	フリバス
		シロドシン	ユリーフ
		プラゾシン塩酸塩	ミニプレス
		ウラピジル	エブランチル
		テラゾシン塩酸塩水和物	ハイトラシン

☑ 蓄尿障害治療薬の作用機序と特徴

① ムスカリン受容体拮抗薬(抗コリン薬)

副交感神経の活性化により遊離したアセチルコリンは，膀胱排尿筋のムスカリン受容体を刺激することにより，膀胱を収縮させる。膀胱排尿筋にはムスカリンM_2，M_3受容体が分布しており，主にM_3受容体が膀胱の収縮に関与する。ムスカリン受容体拮抗薬はムスカリン受容体を遮断し，膀胱の収縮を抑制することにより，膀胱容量の増加や排尿運動を抑制し，神経因性膀胱や過活動膀胱などにおける蓄尿症状(頻尿，尿意切迫感，切迫性尿失禁)を改善する(作用機序図A)。オキシブチニン塩酸塩およびプロピベリン塩酸塩は抗ムスカリン作用のほかCa拮抗作用を併せもち，直接的な平滑筋弛緩作用

を有する.

　主な副作用は，口渇・口内乾燥，便秘，霧視などである．尿道抵抗の高い前立腺肥大症や下部尿路閉塞の患者は，膀胱の収縮力が低下して排尿困難や残尿がさらに悪化することがあるため禁忌である．また，閉塞隅角緑内障，麻痺性イレウス，幽門・十二指腸または腸管閉塞，胃アトニー・腸アトニー，重症筋無力症，重篤な心疾患のある患者には投与禁忌である．

②平滑筋弛緩薬

　膀胱排尿筋の電位依存性Ca^{2+}チャネルを遮断し，Ca^{2+}流入を抑制してホスホエステラーゼ阻害によるcAMP濃度上昇により，膀胱排尿筋の収縮を抑制する(▶作用機序図A)．膀胱充満時の筋の律動収縮を抑制するとともに，膀胱支配神経(骨盤神経，下腹神経)の興奮による膀胱収縮を抑制する．ムスカリン受容体拮抗薬とは異なり，膀胱の正常な排尿力は保持するとされている．

　神経性頻尿，慢性前立腺炎，慢性膀胱炎に伴う頻尿・残尿感に用いられる．主な副作用は，胃腸障害，胃部不快感，悪心などの消化器症状であり，下部尿路閉塞や幽門・十二指腸および腸管閉塞患者には禁忌である．

　十分な有効性は評価されていないが，ムスカリン受容体拮抗薬が副作用などで使用できない症例に使用される．

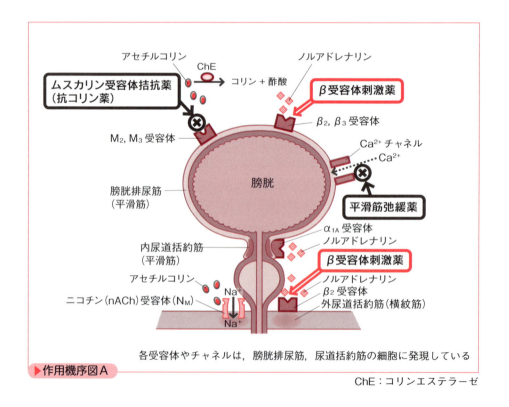

▶作用機序図A

各受容体やチャネルは，膀胱排尿筋，尿道括約筋の細胞に発現している

ChE：コリンエステラーゼ

③β受容体刺激薬

　クレンブテロール塩酸塩は，膀胱排尿筋のアドレナリンβ_2受容体を刺激し，膀胱排尿筋を弛緩させる。さらに，外尿道括約筋のβ_2受容体を刺激し，外尿道括約筋の収縮を増強することで，蓄尿機能を改善する（▶作用機序図A）。咳や運動時に尿漏れなどを生じる腹圧性尿失禁を改善する。主な副作用は振戦，動悸，腹痛などであり，下部尿路閉塞患者には禁忌である。

　ミラベグロンは，膀胱排尿筋のβ_3受容体を刺激し，蓄尿期のノルアドレナリンによる膀胱弛緩作用を増強することにより，膀胱機能を正常化し，過活動膀胱における頻尿，尿意切迫感および切迫性尿失禁を改善する（▶作用機序図A）。ムスカリン受容体拮抗薬と同程度の効果があり，抗ムスカリン作用による副作用の発現頻度が低いことから，副作用でムスカリン受容体拮抗薬が使用できない症例に対して使用される。

　主な副作用は，便秘，口内乾燥などであり，重篤な心疾患，妊婦・授乳婦，重度の肝機能障害患者には禁忌である。

排尿障害治療薬の作用機序と特徴

①ムスカリン受容体刺激薬

　ムスカリン受容体刺激薬は，ムスカリン受容体（M_2，M_3受容体）を刺激することにより，膀胱排尿筋を収縮させて，排尿を促進する（▶作用機序図B）。手術後，分娩後および神経因性膀胱などの低緊張性膀胱による排尿困難（尿閉）の改善に用いられる。

　主な副作用は，悪心・嘔吐，唾液分泌過多，腹痛，下痢などの副交感神経興奮に基づく消化器症状であり，特にコリン作動性クリーゼの発現に注意が必要である。甲状腺機能亢進症，気管支喘息，消化管および膀胱頸部閉塞，消化性潰瘍，妊婦，冠動脈閉塞，強度の徐脈，てんかん，パーキンソニズムのある患者には禁忌である。

②コリンエステラーゼ阻害薬

　コリンエステラーゼ阻害薬は，コリンエステラーゼを可逆的かつ持続的に阻害することにより，副交感神経終末部から遊離されるアセチルコリンの分解を抑制し，間接的にアセチルコリンの作用を増強する（▶作用機序図B）。膀胱排尿筋を収縮することにより，手術後，分娩後および神経因性膀胱などの低緊張性膀胱による排尿困難を改善する。

　主な副作用は，ムスカリン受容体刺激薬と同様の消化器症状であり，特にコリン作動性クリーゼの発現に注意が必要である。ジスチグミン臭化物は，意識障害を伴うコリン作動性クリーゼが発現し，致命的な転帰をたどる例が報告されているため，医師の厳重な監督下，コリン作動性クリーゼの徴候（初期症状：悪心・嘔吐，腹痛，下痢，唾液分泌過多，気道分泌過多，発汗，徐脈，縮瞳，呼吸困難など，臨床検査：血清コリンエステラーゼ低下）に留意し，患者の状態を十分観察する必要がある。消化管または尿路の器質的閉塞，迷走神経緊張症のある患者には禁忌である。

③ α_1 受容体遮断薬

　α_1受容体遮断薬は，下部尿路組織（尿道括約筋，前立腺など）に多く存在するアドレナリンα_{1A}受容体を遮断することにより，尿道括約筋や前立腺平滑筋を弛緩させる（▶作用機序図B）。尿道内圧が低下し，尿が出やすくなるため，前立腺肥大症や神経因性膀胱に伴う排尿困難を改善する。

　プラゾシン，テラゾシン，ウラピジルはα_{1A}受容体だけでなく，血管のα_{1B}受容体を遮断し血管を拡張するため，高血圧症の治療としても用いられるが，起立性低血圧を来しやすいので注意を要する。タムスロシンおよびシロドシンはα_{1A}受容体に選択的に作用するため，血圧低下を起こしにくく，より下部尿路症状の改善効果が高い。ナフトピジルは前立腺や膀胱平滑筋に存在するα_{1D}受容体を選択的に遮断することにより，排尿症状のみならず蓄尿症状を改善することが示唆されている。

　α_1受容体遮断薬の主な副作用は，立ちくらみ，めまい，ふらつき，頭痛・頭重などであり，成分過敏症以外の禁忌はない。

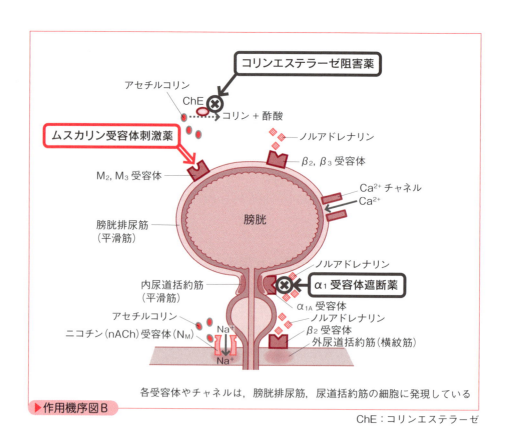

▶作用機序図B

ChE：コリンエステラーゼ

引用文献

1) 日本排尿機能学会 過活動膀胱ガイドライン作成委員会 編：診療アルゴリズム. 過活動膀胱診療ガイドライン 第2版, リッチヒルメディカル, 2015

参考文献

2) 岩尾洋：排尿障害治療薬. NEW薬理学 改訂第7版（田中千賀子, 加藤隆一, 他 編）, pp438-440, 南江堂, 2017
3) 石井邦雄：泌尿・生殖器作用薬. はじめの一歩のイラスト薬理学, pp174-177, 羊土社, 2013
4) 今泉祐治：神経因性膀胱と治療薬. みてわかる薬学　図解 薬理学（鍋島俊隆, 井上和秀 編）, pp576-580, 南山堂, 2015
5) 後藤百万 監：過活動・低活動膀胱. 薬がみえるvol.1（医療情報科学研究所 編）, pp432-435, メディックメディア, 2014
6) 髙橋美由紀, 平山武司, 他：過活動膀胱治療薬（抗コリン薬）. この患者・この症例にいちばん適切な薬剤が選べる同効薬比較ガイド2（黒山政一, 明石貴雄, 他 編）, pp67-80, じほう, 2015
7) 高谷甲波, 大谷道輝：過活動膀胱治療薬. 続 違いがわかる！ 同種・同効薬（黒山政一, 大谷道輝 編）, pp144-155, 南江堂, 2013
8) 浪間孝重：過活動膀胱, 低活動膀胱. 病気とくすり2018　基礎と実践Expert's Guide, 薬局, 69（4）：pp609-613, 南山堂, 2018

（赤嶺 ちか江, 黒山 政一）

16 甲状腺機能異常治療薬

代表的な甲状腺機能異常治療薬
- ヨウ素製剤
- 甲状腺ホルモン製剤
- 抗甲状腺薬

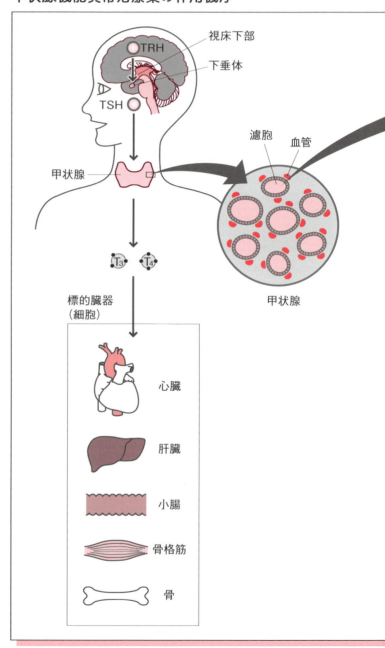

甲状腺機能異常治療薬の作用機序

甲状腺機能異常症とは

甲状腺機能異常症は，甲状腺ホルモンが低値～正常値を示す甲状腺機能低下症と，高値を示す甲状腺機能亢進症に分類される。甲状腺機能低下症の代表である橋本病，甲状腺機能亢進症の代表であるバセドウ病は，いずれも甲状腺に対する自己抗体が関連する自己免疫疾患であり，女性に好発する。甲状腺ホルモンは全身の臓器に作用し，代謝，エネルギー産生，循環器系の調節，個体の成長・発育などに関与しているため，甲状腺ホルモン産生の減少あるいは増加により多彩な全身症状を呈する[1]。

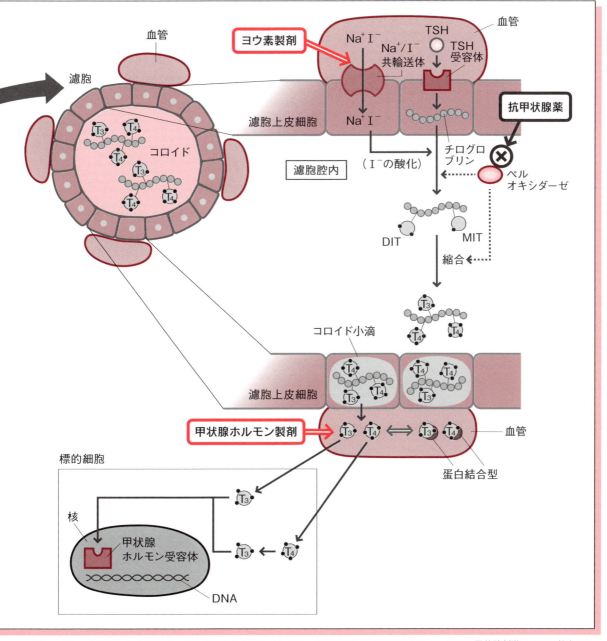

DIT：ジヨードチロシン，MIT：モノヨードチロシン，T_3：トリヨードチロニン，T_4：チロキシン，TRH：甲状腺刺激ホルモン放出ホルモン，TSH：甲状腺刺激ホルモン

甲状腺ホルモンの作用と甲状腺機能異常の治療

① 甲状腺ホルモンの作用

　甲状腺ホルモンは，下垂体前葉から分泌される甲状腺刺激ホルモン(thyroid stimulating hormone：TSH)によって産生と分泌が調節されている。TSHは視床下部から分泌される甲状腺刺激ホルモン放出ホルモン(thyrotropin-releasing hormone：TRH)により刺激されている。甲状腺ホルモンは甲状腺濾胞より生成されて血中に分泌され(表1)，標的細胞に到達して作用する一方，視床下部でのTRHや下垂体でのTSHの分泌に対して抑制的作用を有するため，負のフィードバック系を確立し，甲状腺ホルモンが一定濃度に制御されている[2,3]。

表1　甲状腺ホルモンの合成・貯蔵・分泌の流れ

ホルモンの合成	①Na^+/I^-共輸送体により濾胞上皮細胞にヨウ素イオンが取り込まれる。 ②TSHがTSH受容体に作用，チログロブリン(Thyroglobulin：Tg)が合成され，濾胞腔内へ分泌される。
ペルオキシダーゼの作用	③ヨウ素イオンが酸化(活性化)される。 ④酸化されたヨウ素イオンによりTgのチロシン残基がヨウ素化され，モノヨードチロシン(monoiodotyrosine：MIT)，ジヨードチロシン(diiodotyrosine：DIT)が合成される。 ⑤MIT，DITの縮合によりT_3，T_4が産生される。
ホルモンの分泌	⑥Tgがコロイド水滴として濾胞上皮細胞に取り込まれる。 ⑦加水分解によりTgから甲状腺ホルモン(T_3，T_4)が切り離され，血中にT_3，T_4が分泌される。

② 甲状腺機能低下症の治療

　甲状腺機能低下症の代表的な疾患である橋本病は，甲状腺に対する自己抗体により甲状腺組織が破壊されることで甲状腺に慢性炎症が生じ，発症する。脱毛，皮膚乾燥，発汗減少，易疲労感などの代謝低下症状や粘液水腫*が発現する。検査所見としては，血中遊離T_3，遊離T_4が低下し，TSHが上昇する。

　治療の目標は組織において甲状腺ホルモンを正常化し，甲状腺ホルモンの不足により生じている全身的な異常を回復することにある[3]。不足している甲状腺ホルモンを補充するために，甲状腺ホルモンであるレボチロキシン(T_4製剤)を用いる。海藻類などの過剰摂取やヨード含有うがい薬の常用は甲状腺機能を低下させる可能性があるため，ヨード摂取制限を行い，甲状腺機能低下症が継続する場合には薬物療法を開始する。しかし，TSHの上昇や負のフィードバックの減弱により甲状腺ホルモン分泌が保たれている場合には，薬物療法を必要としない。

＊　粘液水腫：ムコ多糖類の沈着により生じる浮腫で，全身の皮膚に圧痕を残さない浮腫を生じる。声帯に浮腫が起こると嗄声となる。慢性化すると，眼瞼，舌，口唇などの浮腫により無関心様表情と呼ばれる顔貌を示す。

③ 甲状腺機能亢進症の治療

　甲状腺機能亢進症の代表的な疾患であるバセドウ病は，抗TSH受容体抗体が生成され，TSH受容体が刺激され続け，甲状腺ホルモンが過剰分泌される。メルゼブルクの三徴候といわれる，びまん性甲状腺腫，頻脈，眼球突出のほかに，多汗，体重減少，疲労感なども呈する。検査所見としてはTSHの低下，遊離T_3・遊離T_4の上昇がみられる。

　治療の目標は甲状腺ホルモン分泌・産生過剰の是正，症状の緩和・改善であるため[4]，甲状腺ホルモンの合成を低下させる抗甲状腺薬の投与が第一選択となる。抗甲状腺薬で改善しない場合や副作用により抗甲状腺薬の投与ができない場合には，甲状腺全摘出（手術療法）や^{131}Iを用いた放射線療法を行う。また，動悸，頻脈が著しい場合には対症療法としてβ遮断薬を用いることもある。

　表2に，甲状腺機能低下症，甲状腺機能亢進症の代表的な治療薬の一覧を示す。

表2　代表的な甲状腺機能異常治療薬一覧

分類		一般名	代表的な商品名
甲状腺機能低下症治療薬	①ヨウ素製剤（低用量）	ヨウ素レシチン	ヨウレチン
	②甲状腺ホルモン製剤	リオチロニンナトリウム（T_3製剤）	チロナミン
		レボチロキシンナトリウム水和物（T_4製剤）	チラーヂンS
甲状腺機能亢進症治療薬	③ヨウ素製剤（高用量）	ヨウ化カリウム	ヨウ化カリウム
	④抗甲状腺薬	チアマゾール	メルカゾール
		プロピルチオウラシル	プロパジール，チウラジール

✓ 甲状腺機能異常治療薬の作用機序と特徴

①ヨウ素製剤（低用量，高用量）

　甲状腺ホルモンは，濾胞上皮細胞に取り込まれたヨウ素イオンとチログロブリンの結合によって産生される。そのため，低用量のヨウ素製剤を摂取すると甲状腺ホルモンの生合成が促進される（▶作用機序図A）。ただし，甲状腺機能低下症治療は甲状腺ホルモン製剤の投与が中心となっている。

　6 mg/日以上の高用量のヨウ素製剤（無機ヨード）摂取により甲状腺組織細胞がヨード過剰状態になると，甲状腺ホルモンの分泌が抑制されるため，この自己調節機能を甲状腺機能亢進症治療に利用することがある[1,2]。詳細な機序は不明であるが，効果持続は短期間で，作用発現時間が抗甲状腺薬では2～4週間を要するのに対して，ヨウ素製剤（無機ヨード）は4日と早く，副作用もほとんどないため，抗甲状腺薬の効果が発現するまでの間や甲状腺機能の正常化が急がれる場合，バセドウ病の手術前，軽度の甲状腺機能亢進症などの治療に用いられる[1,2]。しかし，長期的に用いると組織内ヨウ素量が増加して抗甲状腺薬の効果を相殺してしまうことがあるため，注意が必要である[2]。

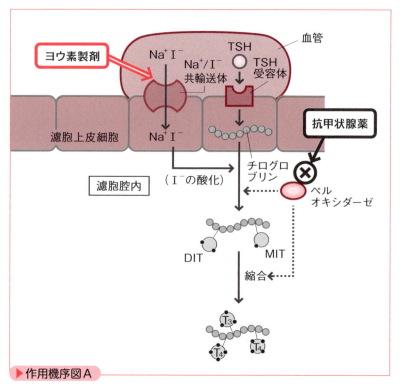

▶作用機序図A

DIT：ジヨードチロシン，MIT：モノヨードチロシン，T_3：トリヨードチロニン，T_4：チロキシン，TSH：甲状腺刺激ホルモン

②甲状腺ホルモン製剤

甲状腺より分泌された甲状腺ホルモン（T_3，T_4）は，血中ではほとんどがチロキシン結合グロブリン（TBG）やアルブミンと結合した蛋白結合型として存在し，一部が遊離型として存在する。蛋白結合型と遊離型は可逆的平衡状態が保たれており，遊離型のみが標的細胞内（心臓，肝臓，小腸，骨格筋，骨）に入ることができる。標的細胞に到達したT_4はT_3に代謝され，核内の甲状腺ホルモン受容体に結合して甲状腺ホルモン作用を発現する。

甲状腺ホルモン製剤であるリオチロニンナトリウム（T_3製剤），レボチロキシンナトリウム水和物（T_4製剤）は分泌が低下した甲状腺ホルモンを補充し，全身にある甲状腺ホルモン受容体に結合して作用する（▶作用機序図B）。T_3製剤は速効性であるが，作用が短期間であるため，粘液水腫昏睡などの緊急時に使用する。通常の補充療法では，持続時間の長いT_4製剤を使用する。T_3製剤，T_4製剤の特徴を表3に示す。

長期間にわたり甲状腺機能低下状態が続くと，ホルモン受容体のup-regulationにより甲状腺ホルモン刺激作用に過敏となっているため，甲状腺ホルモン治療開始後に急激な代謝亢進により心負荷が増加し，狭心症を起こす危険がある。甲状腺ホルモン補充療法は少量から開始し，漸増していく[1]。過剰投与では頻脈，不眠，食欲不振などの副作用が起こる。

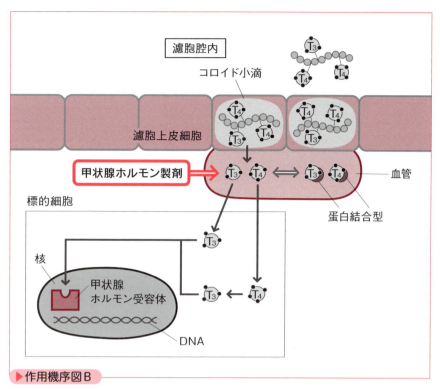

T₃：トリヨードチロニン，T₄：チロキシン

▶作用機序図B

表3 T₃製剤，T₄製剤の特徴

	T₃製剤（リオチロニンナトリウム）	T₄製剤（レボチロキシンナトリウム水和物）
生理活性	強い	弱い（T₃の30％とされる）
半減期	約24時間	約1週間
主な治療目標	速やかな作用発現が必要な急性期	甲状腺機能の維持
特徴	・速効性があるが，効果持続は短期間であるため，粘液水腫昏睡などの緊急時に使用される。 ・通常の補充療法には使用しない。 ・半減期が短い。 ・服用後の急激な血中T₃値上昇を避けるため，1日3回に分服する。 ・作用発現が急速であるため，T₄に比較して心筋梗塞を起こしやすい。	・補充療法に使用される。 ・半減期が長く，1日1回投与で血中濃度維持が可能。 ・投与後，肝臓にて徐々にT₃に変換される。

③抗甲状腺薬

　抗甲状腺薬であるチアマゾール〔thiamazole（1-methyl-2-mercaptoimidazole）：MMI〕やプロピルチオウラシル〔propylthiouracil（6-propyl-2-thiouracil）：PTU〕はペルオキシダーゼを阻害し，ヨウ素イオンの酸化とチログロブリンのチロシン残基のヨウ素化を阻害し，MIT，DITの合成および縮合を阻害することで甲状腺ホルモン（T₃，T₄）の産生を抑制する[1]（ ▶作用機序図A ）。

抗甲状腺薬の最も重篤な副作用は無顆粒球症であり，患者に，感染症の初期症状(咽頭痛，発熱，全身倦怠感)発現時には速やかに医療機関に相談するよう説明をしておく必要がある。チアマゾール投与開始から2カ月間は，原則として2週に1回，定期的な血液検査を行い，顆粒球の減少傾向などの異常がないか確認をすることが，添付文書の警告の項に記載されている。

チアマゾールはプロピルチオウラシルと比較して治療効果が高く，副作用発現が少ないことから第一選択薬とされているが，催奇形性の恐れがあり，妊娠初期においてはプロピルチオウラシルの使用が推奨される[1]。また，授乳婦においては母乳中への移行率がより低いプロピルチオウラシルの使用が推奨される。ただし，投与量がチアマゾール10 mg/日以下，プロピルチオウラシル300 mg/日以下であれば，授乳可能であるとの報告がある[5]。

引用文献

1) 佐藤温洋 監：甲状腺ホルモン．薬がみえる vol.2（医療情報科学研究所 編），pp126-133，メディックメディア，2015
2) 越前宏俊：甲状腺機能異常症．図解 薬理学—病態生理から考える薬の効くメカニズムと治療戦略 第2版，pp181-184，医学書院，2008
3) 堀口和彦，山田正信 他：甲状腺炎．病気とくすり2018 基礎と実践 Expert's Guide　薬局，69（4）：954-964，2018
4) 赤水尚史，西村知恭：バセドウ病．病気とくすり2018 基礎と実践 Expert's Guide　薬局，69（4）：940-952，2018
5) 荒田尚子：甲状腺疾患治療薬．薬物治療コンサルテーション 妊娠と授乳 改訂2版（伊藤真也，村島温子 編），pp287-293，南山堂，2014

参考文献

6) 黒山政一，香取祐介：甲状腺機能障害．初めの一歩は絵で学ぶ 薬理学—疾患と薬の作用がひと目でわかる，pp102-105，じほう，2014
7) 岡島史和：甲状腺ホルモン製剤・抗甲状腺薬．標準医療薬学 薬理学（辻本豪三，小池勝夫 編），pp323-326，医学書院，2009
8) 橋本貢士，森昌朋：甲状腺ホルモンの合成と分泌の機構．綜合臨牀，58（7）：1491-1498，2009
9) 浜田昇 編著：甲状腺機能低下症．甲状腺疾患診療パーフェクトガイド 改訂第3版，pp119-126，診断と治療社，2015

（飛田 夕紀，黒山 政一）

医薬品名索引

本書に出てきた医薬品名(一般名と代表的な商品名)と作用機序別(薬効別)の分類名について,主な掲載ページを検索することができます。検索しやすさを考慮し,作用機序別(薬効別)の分類名は医薬品名索引と用語索引(p.153〜)の両方に掲載しています。

英数字

- 5-HT$_2$受容体遮断薬 ……… 120, 125
- ACE阻害薬 ……………………… 73, 77
- ADP受容体遮断薬 ………… 120, 124
- ARB ……………………………… 73, 77
- Aβワクチン ……………………… 60
- COMT阻害薬 …………………… 48, 54
- COX阻害薬 ………………… 120, 124
- DPA ………………………… 20, 21, 28
- DPP-4阻害薬 ……………… 110, 115
- D-マンニトール ………………… 97
- GLP-1受容体作動薬 ……… 110, 115
- H$_2$受容体拮抗薬 ………… 103, 106
- K$^+$チャネル遮断薬 …………… 87, 91
- MAO-B阻害薬 ……………… 49, 50, 53
- MARTA ……………………… 20, 21, 27
- MSコンチン ……………………… 68
- MSツワイスロン ………………… 68
- Na$^+$チャネル遮断薬(抗不整脈薬)
  ……………………………… 86, 90
- Na$^+$チャネル遮断薬(利尿薬)
  ……………………………… 95, 99
- NaSSA ………………………… 31, 36
- NMDA受容体拮抗薬 …………… 59, 62
- NSAIDs ……………………… 65, 69
- PDE-Ⅲ阻害薬 ……………… 120, 126
- PGI$_2$誘導体 ……………… 120, 124
- PG製剤 ……………………… 103, 109
- SDA …………………………… 20, 21, 25
- SDAM ………………………… 20, 21, 29
- SGLT2阻害薬 ……………… 111, 117
- SNRI ……………………… 30, 31, 36
- SSRI …………………………… 31, 34
- SU薬 ………………………… 110, 113
- t-PA製剤 …………………… 121, 128
- TXA$_2$合成阻害薬 ………… 120, 124
- α$_1$受容体遮断薬 ………… 131, 136
- α-グルコシダーゼ阻害薬 … 110, 117
- α遮断薬 ……………………… 73, 79
- β/γセダクターゼ阻害薬 ………… 60
- β遮断薬(虚血性心疾患治療薬)
  ……………………………… 80, 83
- β遮断薬(降圧薬) …………… 72, 78
- β遮断薬(抗不整脈薬) ……… 86, 90
- β受容体刺激薬 …………… 131, 135

あ行

- アーチスト ……………………… 76
- アーテン ………………………… 51
- アイトロール …………………… 82
- アカルボース …………………… 113
- アキネトン ……………………… 51
- アクチバシン …………………… 123
- アクトス ………………………… 112
- アシノン ………………………… 105
- 亜硝酸アミル …………………… 82
- アジルサルタン ………………… 76
- アジルバ ………………………… 76
- アジレクト ……………………… 51
- アスピリン ………………… 67, 123
- アスピリン・ダイアルミネート
  ………………………………… 123
- アスピリン・ランソプラゾール
  ………………………………… 123
- アスペノン ……………………… 89
- アセタゾラミド ………………… 97
- アセタノール ………………… 76, 82
- アセトアミノフェン …… 65, 67, 69
- アセトヘキサミド ……………… 112
- アセナピンマレイン酸塩
  …………………………… 23, 28
- アセブトロール塩酸塩 ……… 76, 82
- アセメタシン …………………… 67
- アセリオ ………………………… 67
- アゼルニジピン ………………… 76
- アゾセミド ……………………… 97

- アダラート ………………… 76, 82
- アデカット ……………………… 76
- アデノシンA$_{2A}$受容体拮抗薬
  ……………………………… 49, 56
- アデノシン二リン酸受容体遮断薬
  ……………………………… 120, 124
- アテノロール ……………… 76, 82, 89
- アテレック ……………………… 76
- アドビオール …………………… 82
- アドフィード …………………… 67
- アナグリプチン ………………… 112
- アナフラニール ………………… 33
- アバプロ ………………………… 76
- アピキサバン …………………… 123
- アピドラ ………………………… 113
- アビリット ……………………… 23
- アブストラル …………………… 68
- アプリンジン塩酸塩 …………… 89
- アプルウェイ …………………… 113
- アベマイド ……………………… 112
- アヘン …………………………… 68
- アヘンアルカロイド塩酸塩 …… 68
- アヘンチンキ …………………… 68
- アポカイン ……………………… 51
- アポモルヒネ塩酸塩水和物 …… 51
- アマリール ……………………… 112
- アマンタジン塩酸塩 ………… 51, 54
- アミオダロン塩酸塩 ………… 89, 91
- アミサリン ……………………… 89
- アミトリプチリン塩酸塩 ……… 33
- アムロジピンベシル酸塩 …… 76, 82
- アムロジン …………………… 76, 82
- アモキサピン ………………… 33, 34
- アモキサン ……………………… 33
- アモスラロール塩酸塩 ………… 76
- アモバルビタール ……………… 15
- アモバン ………………………… 15
- アラセプリル …………………… 76

145

アラニジピン	76	
アリクストラ	123	
アリスキレンフマル酸塩	76	
アリセプト	60	
アリピプラゾール	23, 28	
アルサルミン	105	
アルダクトンA	76, 97	
アルタット	105	
アルテプラーゼ	123	
アルピニー	67	
アルプレノロール塩酸塩（虚血性心疾患治療薬）	82	
アルプレノロール塩酸塩（抗不整脈薬）	89	
アルボ	67	
アルミゲル	105	
アレステン	76, 97	
アレビアチン	41	
アログリプチン安息香酸塩	112	
アロチノロール塩酸塩	76	
アンカロン	89	
アンジオテンシンⅡ受容体拮抗薬	73, 77	
アンジオテンシン変換酵素阻害薬	73, 77	
アンヒバ	67	
アンピロキシカム	67	
アンフェナクナトリウム水和物	67	
アンプラーグ	123	
アンプリット	33	
アンペック	68	
イーケプラ	41	
イーシー・ドパール	51	
イーフェン	68	
イグザレルト	123	
イクセロン	60	
イコサペント酸エチル	123	
イストラデフィリン	51, 56	
イソソルビド	97	
イソバイド	97	
イソミタール	15	
一硝酸イソソルビド	82	
イドメシン	67	
イノレット30R	113	
イフェクサー	33	
イブプロフェン	67
イプラグリフロジンL-プロリン	113
イミダフェナシン	133
イミダプリル塩酸塩	76
イミプラミン塩酸塩	33
イルベサルタン	76
イルベタン	76
インヴェガ	23
インサイド	67
インスリンアスパルト	113
インスリングラルギン	113
インスリングルリジン	113
インスリンデグルデク	113
インスリンデグルデク・インスリンアスパルト	113
インスリンデテミル	113
インスリンリスプロ	113
インスリン製剤	110, 118
インダシン	67
インダパミド	76, 97
インテバン	67
インデラル	76, 82
インドメタシン	67
インドメタシンファルネシル	67
インヒベース	76
インフリー	67
インプロメン	23
ウインタミン	23
ウブレチド	133
ウラピジル	76, 133
ウリトス	133
エースコール	76
エカベトナトリウム水和物	105, 108
エキセナチド	112
エクア	112
エクセグラン	41
エスシタロプラムシュウ酸塩	33
エスゾピクロン	15
エスタゾラム	15
エスフルルビプロフェン・ハッカ油	67
エスモロール塩酸塩	89
エソメプラゾールマグネシウム水和物	105
エドキサバントシル酸塩水和物	123
エトスクシミド	39, 41, 44
エトドラク	67
エナラプリルマレイン酸塩	76
エノキサパリンナトリウム	123
エパデール	123
エパテック	67
エバミール	15
エビリファイ	23
エピレオプチマル	41
エフィエント	123
エプタゾシン臭化水素酸塩	68
エフピー	51
エブランチル	76, 133
エプレレノン	76, 97
エホニジピン塩酸塩エタノール付加物	76
エミレース	23
エリキュース	123
塩酸セルトラリン	33
塩酸ペンタゾシン	68
エンタカポン	51, 54
エンパグリフロジン	113
オイグルコン	112
オイテンシン	76, 97
オーラップ	23
オキサプロジン	67
オキシコドン塩酸塩水和物	68
オキシコンチン	68
オキシブチニン塩酸塩	133
オキシペルチン	23
オキノーム	68
オキファスト	68
オザグレルナトリウム	123, 124
オステラック	67
オゼンピック	112
オドリック	76
オノアクト	89
オパイリン	67
オピオイド	64, 65, 70
オピスタン	68
オプソ	68
オマリグリプチン	112
オメプラール	105
オメプラゾール	105

オメプラゾン ... 105	キナプリル塩酸塩 ... 76	合成ケイ酸アルミニウム ... 105
オランザピン ... 23, 28	キニジン硫酸塩水和物 ... 89	抗ヒスタミン薬 ... 13, 19
オリベス ... 89	クアゼパム ... 15	抗ペプシン薬 ... 103, 107
オルガラン ... 123	クエチアピンフマル酸塩 ... 23, 27	コデインリン酸塩 ... 68
オルメサルタン メドキソミル ... 76	グラクティブ ... 112	コデインリン酸塩水和物 ... 68
オルメテック ... 76	グラマリール ... 23	コナン ... 76
オレキシン受容体拮抗薬 ... 12, 18	クリアクター ... 123	コニール ... 76, 82
オングリザ ... 112	グリクラジド ... 112	コハク酸ソリフェナシン ... 133
	グリクロピラミド ... 112	コバシル ... 76
	グリコラン ... 112	コムタン ... 51

か行

ガスター ... 105	グリセオール ... 97	コメリアン ... 82
ガストローム ... 105	グリニド系薬 ... 110, 114	コリンエステラーゼ阻害薬(抗認知症薬) ... 58, 60, 61
ガストロゼピン ... 105	クリノリル ... 67	コリンエステラーゼ阻害薬(排尿障害治療薬) ... 131, 135
カタクロット ... 123	クリバリン ... 123	
カディアン ... 68	グリベンクラミド ... 112	コントミン ... 23
カトレップ ... 67	グリミクロン ... 112	コンプラビン ... 123
カナグリフロジン水和物 ... 113	グリメピリド ... 112	
カナグル ... 113	グルコバイ ... 113	

さ行

カバサール ... 51	グルトパ ... 123	サイアザイド系利尿薬 ... 95, 98
ガバペン ... 41	グルファスト ... 112	サイアザイド系類似利尿薬 ... 95, 98
ガバペンチン ... 39, 41, 44	クレキサン ... 123	サイトテック ... 105
カピステン ... 67	クレミン ... 23	サイレース ... 15
カプトプリル ... 76	クレンブテロール塩酸塩 ... 133, 135	サインバルタ ... 33
カプトリル ... 76	クロカプラミン塩酸塩水和物 ... 23	サキサグリプチン水和物 ... 112
カベルゴリン ... 51	クロザピン ... 23, 28	ザファテック ... 112
ガランタミン臭化水素酸塩 ... 58, 60, 62	クロザリル ... 23	サプレスタ ... 76
カルシウム拮抗薬(虚血性心疾患治療薬) ... 81, 84	クロナゼパム ... 38, 41, 44	サムスカ ... 97
カルシウム拮抗薬(降圧薬) ... 73, 77	クロバザム ... 38, 41, 44	ザルトプロフェン ... 67
カルシウム拮抗薬(抗不整脈薬) ... 87, 93	クロピドグレル硫酸塩 ... 123	サルポグレラート塩酸塩 ... 123, 125
カルスロット ... 76	クロピドグレル硫酸塩・アスピリン ... 123	ザロンチン ... 41
カルテオロール塩酸塩 ... 76, 82	クロフェクトン ... 23	三環系抗うつ薬 ... 30, 31, 34
カルデナリン ... 76	クロミプラミン塩酸塩 ... 33	ザンタック ... 105
カルバマゼピン ... 39, 41	クロルプロパミド ... 112	酸中和薬 ... 103, 108
カルバン ... 76	クロルプロマジン ... 22, 23	サンリズム ... 89
カルビスケン ... 76, 82	ケトプロフェン ... 67	ジェイゾロフト ... 33
カルブロック ... 76	ケルロング ... 76, 82	シグマート ... 82
カルベジロール ... 76	抗アルドステロン薬 ... 95, 99	シクレスト ... 23
カロナール ... 67	抗ガストリン薬 ... 103, 107	シクロオキシゲナーゼ阻害薬 ... 120, 124
乾燥水酸化アルミニウムゲル ... 105	抗甲状腺薬 ... 139, 143	ジクロフェナクナトリウム ... 67
カンデサルタン シレキセチル ... 76	抗コリン薬(蓄尿障害治療薬) ... 131, 133	ジスチグミン臭化物 ... 133
カンレノ酸カリウム ... 97	抗コリン薬(パーキンソン病治療薬) ... 49, 55	ジソピラミド ... 89
キサンボン ... 123	甲状腺ホルモン製剤 ... 139, 142	ジソペイン ... 67
キシロカイン ... 89	合成Xa因子阻害薬 ... 121, 127	シタグリプチンリン酸塩水和物 ... 112

ジヒドロコデインリン酸塩 ……… 68	制酸薬 …………………… 103, 108	**た行**
ジヒドロピリジン系薬 ……… 77	セイブル …………………… 113	ダイアート …………………… 97
ジピリダモール ………… 82, 123	セクター …………………… 67	ダイアモックス …………… 97
ジフェンヒドラミン塩酸塩 …… 15	ゼストリル ………………… 76	ダオニール ………………… 112
ジプレキサ ………………… 23	セタプリル ………………… 76	タガメット ………………… 105
ジベトス …………………… 112	セダペイン ………………… 68	タケキャブ ………………… 105
ジベトンS ………………… 112	セチプチリンマレイン酸塩 … 33, 34	タケプロン ………………… 105
シベノール ………………… 89	セパミット …………… 76, 82	タケルダ …………………… 123
シベンゾリンコハク酸塩 …… 89	ゼポラス …………………… 67	多元受容体作用抗精神病薬
シメチジン ……………105, 106	セマグルチド ……………… 112	……………… 20, 21, 25, 27
ジメリン …………………… 112	セララ ………………… 76, 97	タナトリル ………………… 76
ジャディアンス …………… 113	セリプロロール塩酸塩 … 76, 82	ダナパロイドナトリウム …… 123
ジャヌビア ………………… 112	セルタッチ ………………… 67	ダパグリフロジンプロピレングリ
シュアポスト ……………… 112	セルベックス ……………… 105	コール水和物 …………… 113
重曹 ………………………… 105	セレギリン塩酸塩 ……… 51, 53	ダビガトランエテキシラートメタン
酒石酸トルテロジン ……… 133	セレクトール ………… 76, 82	スルホン酸塩 …………… 123
硝酸イソソルビド ………… 82	セレコキシブ ……………… 67	タペンタ …………………… 68
硝酸薬 …………………… 80, 83	セレコックス ……………… 67	タペンタドール塩酸塩 …… 68
シラザプリル水和物 ……… 76	セレニカR ………………… 41	タムスロシン塩酸塩 ……… 133
ジラゼプ塩酸塩水和物 …… 82	セレネース ………………… 23	タリペキソール塩酸塩 … 51, 53
ジルチアゼム塩酸塩 …… 76, 82	セロクエル ………………… 23	ダルテパリンナトリウム
シルニジピン ……………… 76	セロケン ……………… 76, 82	…………………… 123, 126
シロスタゾール …………… 123	セロトニン受容体遮断薬 … 120, 125	ダルメート ………………… 15
シロドシン ………………… 133	セロトニン・ドパミンアクティビ	炭カル ……………………… 105
浸透圧利尿薬 …………… 94, 100	ティモジュレーター … 20, 21, 29	炭酸水素ナトリウム ……… 105
シンビット ………………… 89	セロトニン・ドパミン遮断薬	炭酸脱水酵素阻害薬 …… 94, 100
シンメトレル ……………… 51	……………………… 20, 21, 25	タンボコール ……………… 89
水酸化マグネシウム ……… 105	セロトニン・ノルアドレナリン再取	チアゾリジン系薬 ……… 111, 116
スイニー …………………… 112	り込み阻害薬 ………… 30, 31, 36	チアトン …………………… 105
スーグラ …………………… 113	選択的セロトニン再取り込み阻害薬	チアプリド塩酸塩 ………… 23
スカジロール …………… 82, 89	……………………………… 31, 34	チアプロフェン酸 ………… 67
スクラルファート水和物 … 105, 108	選択的ムスカリン受容体拮抗薬	チアマゾール ………… 141, 143
ターシス …………………… 112	…………………… 102, 103, 107	チアラミド塩酸塩 ………… 67
ステーブラ ………………… 133	組織プラスミノーゲンアクチベータ	チウラジール ……………… 141
スピペロン ………………… 23	製剤 …………………… 121, 128	チカグレロル ……………… 123
スピロノラクトン ……… 76, 97	ソセゴン …………………… 68	チキジウム臭化物 ……… 105, 107
スピロピタン ……………… 23	ソタコール ………………… 89	チクロピジン塩酸塩 ……… 123
スピロペント ……………… 133	ソタロール塩酸塩 ………… 89	チバセン …………………… 76
スプレンジール …………… 76	ゾテピン …………………… 23	チミペロン ………………… 23
スボレキサント ………… 15, 19	ゾニサミド ……… 39, 41, 42, 51, 54	直接トロンビン阻害薬 …… 121, 126
スリンダク ………………… 67	ゾピクロン ………………… 15	チラーヂンS ……………… 141
スルガム …………………… 67	ソメリン …………………… 15	チロナミン ………………… 141
スルトプリド塩酸塩 ……… 23	ソランタール ……………… 67	沈降炭酸カルシウム ……… 105
スルピリド ………………… 23	ソルダクトン ……………… 97	デアメリンS ……………… 112
スルホニル尿素薬 ……… 110, 113	ゾルピデム酒石酸塩 ……… 15	ディオバン ………………… 76
スルモンチール …………… 33	ソレトン …………………… 67	定型抗精神病薬 ……… 20, 21, 22

148

テグレトール … 41	トラマドール塩酸塩 … 68	ニトログリセリン … 82, 83
テシプール … 33	トランデート … 76	ニトロダームTTS … 82
デジレル … 33	トランドラプリル … 76	ニバジール … 76
デタントール … 76	トリアゾラム … 15	ニフェカラント塩酸塩 … 89
テトラミド … 33	トリアムテレン … 76, 97	ニフェジピン … 76, 82
デトルシトール … 133	ドリエル … 15	ニプラジロール … 76, 82
テナキシル … 76, 97	トリクロルメチアジド … 76, 97	ニフラン … 67
テネリア … 112	トリテレン … 76, 97	ニュープロ … 51
テネリグリプチン臭化水素酸塩水和物 … 112	トリパミド … 76, 97	ニューレプチル … 23
テノーミン … 76, 82, 89	トリプタノール … 33	ニューロタン … 76
デパケン … 41	トリヘキシフェニジル塩酸塩 … 51	ニルバジピン … 76
デパケンR … 41	トリミプラミンマレイン酸塩 … 33	ネオキシ … 133
テプレノン … 105	トリモール … 51	ネオスチグミン … 133
デプロメール … 33	トリラホン … 23	ネオドパストン … 51
デベルザ … 113	ドルナー … 123	ネオドパゾール … 51
テモカプリル塩酸塩 … 76	トルバプタン … 97	ネキシウム … 105
デュラグルチド … 112	トルリシティ … 112	ネシーナ … 112
デュロキセチン塩酸塩 … 33	トレシーバ … 113	ネモナプリド … 23
デュロテップMT … 68	トレドミン … 33	ネルボン … 15
テラゾシン塩酸塩水和物 … 76, 133	トレラグリプチンコハク酸塩 … 112	濃グリセリン・果糖製剤 … 97
デラプリル塩酸塩 … 76	トレリーフ … 51	ノウリアスト … 51
テルミサルタン … 76	ドロキシドパ … 51, 55	ノバミン … 23
ドキサゾシンメシル酸塩 … 76	トロペロン … 23	ノボラピッド … 113
ドグマチール … 23	トロンボキサンA₂合成阻害薬 … 120, 124	ノボラピッド30ミックス … 113
ドスレピン塩酸塩 … 33		ノボラピッド50ミックス … 113
ドネペジル塩酸塩 … 58, 60, 61	**な行**	ノボラピッド70ミックス … 113
ドパストン … 51	ナイキサン … 67	ノボリン30R … 113
ドパゾール … 51	ナディック … 76, 82	ノボリンN … 113
ドパミンアゴニスト … 49, 53	ナテグリニド … 112	ノボリンR … 113
ドパミン受容体部分作動薬 … 20, 21, 28	ナトリックス … 76, 97	ノリトレン … 33
ドパミン代謝賦活薬 … 49, 54	ナドロール … 76, 82	ノルアドレナリン・セロトニン作動性抗うつ薬 … 31, 36
ドパミン放出促進薬 … 49, 54	ナパゲルン … 67	ノルアドレナリン補充薬 … 49, 55
トビエース … 133	ナフトピジル … 133	ノルスパン … 68
トピナ … 41	ナブメトン … 67	ノルトリプチリン塩酸塩 … 33, 34
トピラマート … 39, 41, 44	ナプロキセン … 67	ノルバスク … 76, 82
ドプス … 51	ナボール … 67	ノルモナール … 76, 97
トフラニール … 33	ナルサス … 68	
トホグリフロジン水和物 … 113	ナルラピド … 68	**は行**
ドミン … 51	ニカルジピン塩酸塩 … 76	パーキン … 51
ドラール … 15	ニコランジル … 81, 82, 84	パーロデル … 51
トラセミド … 97	ニザチジン … 105	バイアスピリン … 123
トラゼンタ … 112	ニソルジピン … 76, 82	バイエッタ … 112
トラゾドン塩酸塩 … 33, 34	ニトラゼパム … 15	バイカロン … 76, 97
トラマール … 68	ニトレンジピン … 76, 82	ハイトラシン … 76, 133
	ニトロール … 82	ハイパジール … 76, 82

ハイペン	67	
バイミカード	76, 82	
バイロテンシン	76, 82	
パキシル	33	
パキシルCR	33	
バキソ	67	
パシーフ	68	
バソプレシンV$_2$受容体拮抗薬	95, 100	
バソメット	76	
バップフォー	133	
パナルジン	123	
バファリンA81	123	
パリエット	105	
パリペリドン	23, 26	
バルサルタン	76	
ハルシオン	15	
ハルナール	133	
パルナパリンナトリウム	123, 126	
バルニジピン塩酸塩	76	
バルネチール	23	
バルビツール酸系薬（抗てんかん薬）	44	
バルビツール酸系薬（睡眠薬）	13, 16	
バルプロ酸	39, 41, 43	
ハロキサゾラム	15	
パロキセチン塩酸塩水和物	33	
ハロペリドール	22, 23	
パンオピン	68	
ビ・シフロール	51	
ピーゼットシー	23	
ピオグリタゾン塩酸塩	112	
ビグアナイド系薬	111, 116	
ビクトーザ	112	
非ステロイド抗炎症薬	65, 69	
ビソノ	76	
ビソプロロール	76	
ビソプロロールフマル酸塩	76, 82	
ヒダントール	41	
非定型抗精神病薬	20, 21, 23	
ビデュリオン	112	
ヒトインスリン	113	
ヒドロクロロチアジド	76, 97	
ヒドロモルフォン塩酸塩	68	
ピパンペロン	23	
ビペリデン	51	
ヒポカ	76	
ビムパット	41	
ピメノール	89	
ピモジド	23	
ヒューマリン3/7	113	
ヒューマリンN	113	
ヒューマリンR	113	
ヒューマログ	113	
ヒューマログN	113	
ヒューマログミックス25	113	
ヒューマログミックス50	113	
ピルシカイニド塩酸塩水和物	89	
ビルダグリプチン	112	
ヒルナミン	23	
ピルメノール塩酸塩水和物	89	
ピレンゼピン塩酸塩水和物	105, 107	
ピロキシカム	67	
ピロヘプチン塩酸塩	51	
ピンドロール	76, 82	
ファスティック	112	
ファモチジン	105	
フィコンパ	41	
フェソテロジンフマル酸塩	133	
フェナゾックス	67	
フェニトイン	39, 41, 42	
フェノバール	41	
フェノバルビタール	38, 41, 44	
フェルデン	67	
フェルビナク	67	
フェロジピン	76	
フェンタニル	68	
フェンタニルクエン酸塩	68	
フェントス	68	
フェントラミンメシル酸塩	76	
フォシーガ	113	
フォンダパリヌクスナトリウム	123	
ブナゾシン塩酸塩	76	
ブフェトロール塩酸塩	82	
ブプレノルフィン	68	
ブプレノルフィン塩酸塩	68	
ブホルミン塩酸塩	112	
ブメタニド	97	
フラグミン	123	
プラザキサ	123	
プラスグレル塩酸塩	123	
プラゾシン塩酸塩	133	
ブラダロン	133	
プラノプロフェン	67	
プラビックス	123	
フラボキサート塩酸塩	133	
プラミペキソール塩酸塩水和物	51	
フランドル	82	
フリバス	133	
プリミドン	38, 41, 44	
ブリリンタ	123	
フルイトラン	76, 97	
フルカム	67	
フルニトラゼパム	15	
フルフェナジン	23	
フルフェナム酸アルミニウム	67	
ブルフェン	67	
フルボキサミンマレイン酸塩	33	
フルメジン	23	
フルラゼパム塩酸塩	15	
フルルバン	67	
フルルビプロフェン	67	
フルルビプロフェンアキセチル	67	
フレカイニド酢酸塩	89	
プレガバリン	65, 67, 70	
ブレクスピプラゾール	23, 29	
プレタール	123	
ブレビブロック	89	
プレラン	76	
プロカインアミド塩酸塩	89	
プログルミド	105	
プログルメタシンマレイン酸塩	67	
プロクロルペラジン	23	
プロサイリン	123	
プロスタグランジンI$_2$誘導体	120, 124	
プロスタグランジン製剤	103, 109	
フロセミド	76, 97	
プロチアデン	33	
ブロチゾラム	15	
プロテカジン	105	

プロトンポンプ阻害薬 …… *103, 104*	ペルタゾン ……………………… *68*	ミラペックスLA ………………… *51*
ブロナンセリン ……………… *23, 27*	ペルフェナジン ………………… *23*	ミリス …………………………… *82*
プロノン ………………………… *89*	ヘルベッサー ………………… *76, 82*	ミリスロール …………………… *82*
プロパジール ………………… *141*	ペルマックス …………………… *51*	ミリダシン ……………………… *67*
プロパフェノン塩酸塩 ………… *89*	ペロスピロン塩酸塩水和物 … *23, 26*	ミルタザピン …………………… *33*
プロピタン ……………………… *23*	ベンザリン ……………………… *15*	ミルタックス …………………… *67*
プロピベリン塩酸塩 ………… *133*	ベンゾジアゼピン系薬（抗てんかん薬） …………………………… *44*	ミルナシプラン塩酸塩 ………… *33*
プロピルチオウラシル …… *141, 143*		ミルマグ ……………………… *105*
プロフェナミン塩酸塩 ………… *51*	ベンゾジアゼピン系薬（睡眠薬） …………………………… *13, 15*	ムコスタ ……………………… *105*
プロプラノロール塩酸塩 …… *76, 82*		ムスカリン受容体拮抗薬 … *131, 133*
ブロプレス ……………………… *76*	ベンゾジアゼピン受容体作動薬 …………………………… *13, 15*	ムスカリン受容体刺激薬 … *131, 135*
プロペリシアジン ……………… *23*		メインテート ………………… *76, 82*
フロベン ………………………… *67*	ベンチルヒドロクロロチアジド …………………………… *76, 97*	メキシチール …………………… *89*
プロミド ……………………… *105*		メキシレチン塩酸塩 …………… *89*
ブロムペリドール ……………… *23*	ペントナ ………………………… *51*	メサドン塩酸塩 ………………… *68*
ブロモクリプチンメシル酸塩 ……………………………… *51, 53*	ペントバルビタールカルシウム … *15*	メサペイン ……………………… *68*
	ベンラファキシン塩酸塩 ……… *33*	メチクラン …………………… *76, 97*
平滑筋弛緩薬 ………………… *131, 134*	ホーリット ……………………… *23*	メディトランス ………………… *82*
ベイスン ……………………… *113*	ボグリボース ………………… *113*	メトグルコ …………………… *112*
ペオン …………………………… *67*	ホスホジエステラーゼⅢ阻害薬 …………………………… *120, 126*	メトプロロール酒石酸塩 …… *76, 82*
ベサコリン …………………… *133*		メトホルミン塩酸塩 ………… *112*
ベシケア ……………………… *133*	ボノプラザンフマル酸塩 …… *105*	メニレット ……………………… *97*
ベタキソロール塩酸塩 ……… *76, 82*	ポラキス ……………………… *133*	メネシット ……………………… *51*
ベタニス ……………………… *133*	ボルタレン ……………………… *67*	メフェナム酸 …………………… *67*
ベタネコール塩化物 ………… *133*	ポンタール ……………………… *67*	メフルシド …………………… *76, 97*
ペチジン塩酸塩 ………………… *68*		メマリー ………………………… *60*
ベック …………………………… *76*	**ま行**	メマンチン塩酸塩 ……… *59, 60, 63*
ベナゼプリル塩酸塩 …………… *76*	マイスタン ……………………… *41*	メラトニン受容体作動薬 …… *12, 16*
ベニジピン塩酸塩 …………… *76, 82*	マイスリー ……………………… *15*	メルカゾール ………………… *141*
ベハイド ……………………… *76, 97*	マザチコール塩酸塩水和物 …… *51*	メロキシカム …………………… *67*
ヘパリン ……………………… *121, 126*	マドパー ………………………… *51*	モービック ……………………… *67*
ヘパリンCa …………………… *123*	マニジピン塩酸塩 ……………… *76*	モーラス ………………………… *67*
ヘパリンNa …………………… *123*	マプロチリン塩酸塩 ………… *33, 34*	モサプラミン塩酸塩 …………… *23*
ヘパリンカルシウム ………… *123*	マリゼブ ……………………… *112*	モフェゾラク …………………… *67*
ヘパリンナトリウム …………… *123*	マンニットール ………………… *97*	モルヒネ塩酸塩 ………………… *68*
ベバントロール塩酸塩 ………… *76*	ミアンセリン塩酸塩 ………… *33, 34*	モルヒネ塩酸塩水和物 ………… *68*
ベプリコール …………………… *89*	ミオコール ……………………… *82*	モルヒネ硫酸塩水和物 ………… *68*
ベプリジル塩酸塩水和物 ……… *89*	ミカルディス …………………… *76*	モンテプラーゼ ……………… *123*
ベラパミル塩酸塩 …………… *82, 89*	ミグリトール ………………… *113*	
ベラプロストナトリウム …… *123*	ミケラン ……………………… *76, 82*	**や行**
ペランパネル水和物 …… *39, 41, 46*	ミソプロストール …………… *105*	ヤクバン ………………………… *67*
ペリンドプリルエルブミン …… *76*	ミチグリニドカルシウム水和物 …………………………… *112*	ユーロジン ……………………… *15*
ペルゴリドメシル酸塩 ………… *51*		ユリーフ ……………………… *133*
ペルサンチン ………………… *82, 123*	ミニトロ ………………………… *82*	ヨウレチン …………………… *141*
ペルジピン ……………………… *76*	ミニプレス …………………… *133*	ヨウ化カリウム ……………… *141*
ベルソムラ ……………………… *15*	ミラベグロン ………………… *133, 135*	ヨウ素製剤 …………………… *139, 141*

ヨウ素レシチン…………………… 141
四環系抗うつ薬 ………… 30, 31, 34

ら行

ライゾデグ ……………………… 113
ラコサミド ………………… 39, 41, 46
ラサギリンメシル酸塩 ……… 51, 53
ラシックス …………………… 76, 97
ラジレス ………………………… 76
ラニチジン塩酸塩 ……………… 105
ラフチジン ……………………… 105
ラベタロール塩酸塩 ……………… 76
ラベプラゾールナトリウム …… 105
ラボナ …………………………… 15
ラミクタール …………………… 41
ラメルテオン …………………… 15
ラモトリギン ……………… 39, 41, 44
ランジオロール塩酸塩 ………… 89
ランソプラゾール ……………… 105
ランタス ………………………… 113
ランタスXR …………………… 113
ランツジール …………………… 67
ランデル ………………………… 76
ランドセン ……………………… 41
リオチロニンナトリウム ……… 141
リキシセナチド ………………… 112
リキスミア ……………………… 112
リクシアナ ……………………… 123
リシノプリル水和物 …………… 76
リスパダール …………………… 23
リスペリドン ………………… 23, 25
リスミー ………………………… 15
リスモダン ……………………… 89
リドカイン ……………………… 89
リナグリプチン ………………… 112
利尿薬 …………………………… 72, 77
リバーロキサバン ……………… 123
リバスタッチ …………………… 60
リバスチグミン ………… 58, 60, 62
リフレックス …………………… 33
リボトリール …………………… 41
硫酸キニジン …………………… 89
リラグルチド …………………… 112
リリカ …………………………… 67
リルマザホン塩酸塩水和物 …… 15
ループ利尿薬 ………………… 95, 98

ルーラン ………………………… 23
ルジオミール …………………… 33
ルセオグリフロジン水和物 …… 113
ルセフィ ………………………… 113
ルネスタ ………………………… 15
ルネトロン ……………………… 97
ルプラック ……………………… 97
ルボックス ……………………… 33
レキサルティ …………………… 23
レギチーン ……………………… 76
レキップ ………………………… 51
レキップCR …………………… 51
レクサプロ ……………………… 33
レクトス ………………………… 67
レスリン ………………………… 33
レニベース ……………………… 76
レニン阻害薬 ………………… 72, 79
レパグリニド …………………… 112
レバミピド ……………………… 105
レビパリンナトリウム ………… 123
レペタン ………………………… 68
レベチラセタム ………… 39, 41, 46
レベミル ………………………… 113
レボチロキシンナトリウム水和物
………………………………… 141
レボドパ ………………………… 51
レボドパ・カルビドパ水和物 …… 51
レボドパ含有製剤 …………… 48, 52
レボドパ製剤 ………………… 48, 52
レボドパ・ドパ脱炭酸酵素阻害薬合
剤 ……………………………… 48, 52
レボドパ・ベンセラジド塩酸塩
………………………………… 51
レボトミン ……………………… 23
レボメプロマジン ……………… 23
レミニール ……………………… 60
レメロン ………………………… 33
レリフェン ……………………… 67
レンドルミン …………………… 15
ローガン ………………………… 76
ローヘパ ………………………… 123
ロキサチジン酢酸エステル塩酸塩
………………………………… 105
ロキソニン ……………………… 67
ロキソプロフェンナトリウム水和物
………………………………… 67

ロコア …………………………… 67
ロサルタンカリウム …………… 76
ロゼレム ………………………… 15
ロチゴチン ……………………… 51
ロドピン ………………………… 23
ロナセン ………………………… 23
ロピオン ………………………… 67
ロピニロール塩酸塩 …………… 51
ロヒプノール …………………… 15
ロフェプラミン塩酸塩 ………… 33
ロプレソール ………………… 76, 82
ロラメット ……………………… 15
ロルカム ………………………… 67
ロルノキシカム ………………… 67
ロルメタゼパム ………………… 15
ロンゲス ………………………… 76

わ行

ワーファリン …………………… 123
ワゴスチグミン ………………… 133
ワソラン …………………… 82, 89
ワルファリン ……………… 121, 126
ワルファリンカリウム ………… 123
ワンデュロ ……………………… 68
ワントラム ……………………… 68

用語索引

検索しやすさを考慮し，作用機序別(薬効別)の分類名は医薬品名索引(p.145～)と用語索引の両方に掲載しています。

英数字

- 3-OMD ... 54
- 3-O-メチルドパ ... 54
- 5-HT$_1$受容体 ... 36
- 5-HT$_2$ ... 122
- 5-HT$_{2A}$受容体 ... 25
- 5-HT$_2$受容体 ... 125
- 5-HT$_2$受容体遮断薬 ... 120, 125
- Ⅰa群 ... 90
- Ⅰb群 ... 90
- Ⅰc群 ... 90
- Ⅶ因子 ... 126
- Ⅸa因子 ... 126
- Ⅸ因子 ... 126
- Ⅹa因子 ... 126, 128
- Ⅹ因子 ... 126
- Ⅺa因子 ... 126
- ACE阻害薬 ... 73, 77
- AChE ... 61
- ADP ... 122, 126
- ADP受容体 ... 124
- ADP受容体遮断薬 ... 120, 124
- ANP ... 96
- APTT ... 126
- ARB ... 73, 77
- AT$_1$受容体 ... 77
- ATⅢ ... 126, 128
- ATP感受性K$^+$チャネル ... 113
- Aβワクチン ... 60
- Aδ線維 ... 66
- BuChE ... 62
- Ca^{2+}チャネル ... 70, 77, 84, 85, 91, 93, 134
- cAMP ... 124, 126
- CCK$_2$受容体 ... 107
- cGMP ... 83
- COMT ... 54
- COMT阻害薬 ... 48, 54
- COX ... 69, 109, 124
- COX阻害薬 ... 120, 124
- C線維 ... 66
- DIT ... 143
- DOPAC ... 53
- DPA ... 20, 21, 25, 28
- DPP-4 ... 115
- DPP-4阻害薬 ... 110, 115
- DSA ... 27
- DSS ... 28
- ECL細胞 ... 106
- ECT ... 32
- EP$_3$受容体 ... 109
- GABA$_A$受容体 ... 16, 44
- GABA神経 ... 41, 53
- GABAトランスアミラーゼ ... 43
- GC ... 83
- GLP-1 ... 115
- GLP-1受容体作動薬 ... 110, 115
- G細胞 ... 104
- H$_1$受容体 ... 19
- H$_2$受容体 ... 106
- H$_2$受容体拮抗薬 ... 103, 106
- HCl ... 108
- H$^+$, K$^+$－ATPase ... 104
- INR ... 126
- International Normalized Ratio ... 126
- IP受容体 ... 124
- K$^+$チャネル ... 85, 90, 91, 93
- K$^+$チャネル遮断薬 ... 87, 91
- mACh受容体 ... 55
- MAO-B ... 53
- MAO-B阻害薬 ... 49, 50, 53
- MARTA ... 20, 21, 25, 27
- MIT ... 143
- nACh受容体(N$_M$) ... 132
- Na$^+$/Cl$^-$共輸送体 ... 98
- Na$^+$, K$^+$－ATPase ... 99
- Na$^+$/K$^+$/2Cl$^-$共輸送体 ... 98
- NaSSA ... 31, 36
- Na$^+$チャネル ... 90, 91, 93, 99
- Na$^+$チャネル遮断薬(抗不整脈薬) ... 86, 90
- Na$^+$チャネル遮断薬(利尿薬) ... 95, 99
- NMDA受容体 ... 61, 62
- NMDA受容体拮抗薬 ... 59, 62
- NO ... 83, 84
- NOAC ... 128
- Novel Oral AntiCoagulants ... 128
- NSAIDs ... 65, 69
- N-メチル-D-アスパラギン酸受容体 ... 61
- PDE-Ⅲ ... 126
- PDE-Ⅲ阻害薬 ... 120, 126
- PG ... 109
- PGE$_1$ ... 109
- PGE$_2$ ... 109
- PGI$_2$ ... 124
- PGI$_2$受容体 ... 124
- PGI$_2$誘導体 ... 120, 124
- PG製剤 ... 103, 109
- PKA ... 106
- PKC ... 107
- PPAR-γ ... 116
- PT ... 126
- SDA ... 20, 21, 25
- SDAM ... 20, 21, 25, 29
- SGLT1 ... 117
- SGLT2 ... 117
- SGLT2阻害薬 ... 111, 117
- Sicilian Gambit分類 ... 88
- SNRI ... 30, 31, 36
- SSRI ... 31, 34
- SU薬 ... 110, 113
- thyroid stimulating hormone ... 140
- thyrotropin-releasing hormone ... 140
- t-PA ... 122
- t-PA製剤 ... 121, 128
- TRH ... 140

TSH ……………………………… 140	アルドステロン受容体 ………… 99	過分極 …………………… 85, 90
TXA₂ …………………… 122, 124	アンジオテンシノーゲン ……… 79	カリウム保持性利尿薬 ………… 99
TXA₂合成阻害薬 ………… 120, 124	アンジオテンシンⅠ …………… 79	カルシウム拮抗薬（虚血性心疾患治療薬） …………………… 81, 84
Vaughan Williams分類 ………… 90	アンジオテンシンⅡ ………… 77, 79	
α₁受容体 ………………………… 79	アンジオテンシンⅡ受容体 …… 77	カルシウム拮抗薬（降圧薬） …………………… 73, 77
α₁受容体遮断薬 ………… 131, 136	アンジオテンシンⅡ受容体拮抗薬 …………………… 73, 77	
α-グルコシダーゼ ……………… 117		カルシウム拮抗薬（抗不整脈薬） …………………… 87, 93
α-グルコシダーゼ阻害薬 …………………… 110, 117	アンジオテンシン変換酵素 …… 77	
	アンジオテンシン変換酵素阻害薬 …………………… 73, 77	間質側細胞膜 ………………… 100
α遮断薬 ………………… 73, 79		肝初回通過効果 ………………… 83
α受容体 ………………………… 91	アンチトロンビンⅢ ………… 126	間代発作 ………………………… 40
β/γセクレターゼ阻害薬 ……… 60	胃酸 …………………………… 108	気分障害 ………………………… 32
β₁受容体 ……………… 78, 83, 90	一次止血 ……………………… 122	記銘力低下 ……………………… 60
β₂受容体 ……………………… 135	一次ニューロン ……………… 66	強直－間代発作 ………………… 40
β₃受容体 ……………………… 135	一過性不眠 ……………………… 14	強直発作 ………………………… 40
β遮断薬（虚血性心疾患治療薬） …………………… 80, 83	一酸化窒素 ……………………… 83	近位尿細管 ………………… 98, 100
	インクレチン ………………… 115	グアニル酸シクラーゼ ………… 83
β遮断薬（降圧薬） ……… 72, 78	インスリン依存状態 ………… 112	グリニド系薬 …………… 110, 114
β遮断薬（抗不整脈薬） ……… 86, 90	インスリン製剤 ………… 110, 118	グルカゴン …………………… 115
β受容体 ………………………… 91	インスリン非依存状態 ……… 112	グルカゴン様ペプチド-1 ……… 115
β受容体刺激薬 ………… 131, 135	陰性症状 ………………………… 21	グルタミン酸仮説 ……………… 22
δ受容体 ………………………… 70	陰部神経 ……………………… 132	グルタミン酸受容体 …………… 46
κ受容体 ………………………… 70	うつ病 ………………………… 31, 32	グルタミン酸神経 ……………… 41
μ受容体 ………………………… 70	うつ病性障害 …………………… 32	血液凝固因子 ………………… 122
	遠位尿細管 ………………… 96, 98, 99	血液脳関門 ……………………… 52
あ行	エンテロクロマフィン様細胞 … 106	血管内皮細胞 ………………… 124
アクアポリン2 ………………… 96	オピオイド ………………… 64, 65, 70	血管平滑筋 ……………………… 98
アスピリンジレンマ ………… 124	オピオイド受容体 ………… 66, 70	血管平滑筋細胞 ……… 77, 83, 84, 85
アセチルコリン ………… 61, 107, 133	オレキシンOX₁受容体 ………… 18	血小板凝集 …………………… 126
アセチルコリンエステラーゼ …… 61	オレキシンOX₂受容体 ………… 18	欠神発作 ………………………… 40
アセチルコリン神経 …………… 55	オレキシン受容体拮抗薬 …… 12, 18	抗アルドステロン薬 ………… 95, 99
アデノシンA₂ₐ受容体 ………… 56		抗ガストリン薬 ………… 103, 107
アデノシンA₂ₐ受容体拮抗薬 …………………… 49, 56	**か行**	交感神経 ……………………… 132
	概日リズム改善 ………………… 16	抗凝固作用 …………………… 126
アデノシン二リン酸 ………… 122	改訂長谷川式簡易知能スケール …………………… 60	抗甲状腺薬 ……………… 139, 143
アデノシン二リン酸受容体遮断薬 …………………… 120, 124		抗コリン薬（蓄尿障害治療薬） …………………… 131, 133
	外尿道括約筋 ………………… 132	
アドレナリンα₁ₐ受容体 ……… 136	下行性痛覚抑制系 …………… 66	抗コリン薬（パーキンソン病治療薬） …………………… 49, 55
アドレナリンβ₁受容体 … 78, 83, 90	ガストリン …………………… 107	
アドレナリンβ₂受容体 ……… 135	ガストリン産生細胞 ………… 104	甲状腺刺激ホルモン ………… 140
アドレナリンβ₃受容体 ……… 135	活性化部分トロンボプラスチン時間 …………………… 126	甲状腺刺激ホルモン放出ホルモン …………………… 140
アミロイドβ蛋白 ……………… 60		
アミロイド仮説 ………………… 60	活動電位持続時間 …………… 90, 91	甲状腺ホルモン受容体 ……… 142
アラキドン酸 ………………… 109	カテコール-O-メチル基転移酵素 …………………… 54	甲状腺ホルモン製剤 ……… 139, 142
アルツハイマー型認知症 …… 59, 60		合成Ⅹa因子阻害薬 ……… 121, 127
アルドステロン ………………… 96	下腹神経 ……………………… 132	抗精神病薬 ……………………… 22

154

抗ヒスタミン薬 ……………… 13, 19	心室筋 …………………………… 90	退薬症候 ………………………… 16
抗ペプシン薬 …………… 103, 107	浸透圧 …………………………… 100	多元受容体作用抗精神病薬 …………………… 20, 21, 25, 27
骨盤神経 ………………………… 132	浸透圧利尿薬 ……………… 94, 100	短期不眠 …………………………… 14
コリンエステラーゼ …………… 135	心房性ナトリウム利尿ペプチド … 96	単極性うつ病 …………………… 32
コリンエステラーゼ阻害薬(抗認知症薬) ……………… 58, 60, 61	睡眠改善薬 ……………………… 19	炭酸脱水酵素 …………………… 100
	睡眠時麻痺 ……………………… 18	炭酸脱水酵素阻害薬 ……… 94, 100
コリンエステラーゼ阻害薬(排尿障害治療薬) ………… 131, 135	睡眠障害対処12の指針 ………… 15	単純部分発作 …………………… 40
	スルホニル尿素薬 ………… 110, 113	チアゾリジン系薬 ……… 111, 116
コリン作動性クリーゼ …………… 135	制酸薬 ……………………… 103, 108	中途覚醒 ………………………… 14
コレシストキニン/ガストリンCCK$_2$受容体 ……………………… 107	セロトニン ……………………… 122	中脳皮質系ドパミン神経 ……… 22
	セロトニン5-HT$_1$受容体 ……… 36	中脳辺縁系ドパミン神経 ……… 22
	セロトニン5-HT$_{2A}$受容体 …… 25	長期不眠 ………………………… 14
さ行	セロトニン受容体 ……………… 125	直接トロンビン阻害薬 …… 121, 126
サイアザイド系利尿薬 ……… 95, 98	セロトニン受容体遮断薬 …………………………… 120, 125	チロシン水酸化酵素 …………… 54
サイアザイド系類似利尿薬 … 95, 98		定型抗精神病薬 ……… 20, 21, 22
催奇形性 …………………………… 43	セロトニン・ドパミンアクティビティモジュレーター …………………… 20, 21, 25, 29	低血糖 …………………………… 114
サイクリックAMP ………… 109, 124		てんかん …………………… 39, 40
再分極 …………………………… 91		てんかん診療ガイドライン …… 40
三環系抗うつ薬 ………… 30, 31, 34	セロトニン・ドパミン遮断薬 …………………… 20, 21, 25	てんかん発作 …………………… 39
三次ニューロン ………………… 66		電気痙攣療法 …………………… 32
酸中和薬 ……………………… 103, 108	セロトニントランスポーター …………………………… 34, 36	洞結節 ……………………… 90, 93
糸球体 …………………………… 96		統合失調症 ………………… 21, 22
シクロオキシゲナーゼ …… 69, 109	セロトニン・ノルアドレナリン再取り込み阻害薬 …… 30, 31, 36	糖尿病 …………………………… 111
シクロオキシゲナーゼ阻害薬 …………………………… 120, 124	前向性健忘 ……………………… 16	特発性てんかん ………………… 40
	線条体 …………………………… 52	ドパ脱炭酸酵素 ………………… 52
自殺 ……………………………… 31	選択的セロトニン再取り込み阻害薬 …………………… 31, 34	ドパミン ………………………… 52
自殺念慮 ………………………… 32		ドパミンD$_2$受容体 ……………… 22
シナプス小胞蛋白質2A ……… 46	選択的ムスカリン受容体拮抗薬 …………………… 102, 103, 107	ドパミンアゴニスト ………… 49, 53
シナプス前α$_2$受容体 ……… 34, 36		ドパミン仮説 …………………… 22
ジヒドロキシフェニル酢酸 …… 53	全般発作 ………………………… 40	ドパミン・システムスタビライザー …………………………… 28
ジペプチジルペプチダーゼ-4 … 115	線溶系 …………………………… 122	
集合管 …………… 96, 98, 99, 100	早朝覚醒 ………………………… 14	ドパミン受容体部分作動薬 …………………… 20, 21, 25, 28
集合管上皮細胞 ………… 96, 100	組織プラスミノーゲンアクチベータ …………………………… 122	
従来型抗精神病薬 ……………… 22		ドパミン神経 …………………… 52
熟眠障害 ………………………… 14	組織プラスミノーゲンアクチベータ製剤 ………………… 121, 128	ドパミン神経経路 ……………… 22
主細胞 …………………………… 104		ドパミン・セロトニン遮断薬 …… 27
上行性痛覚伝導系 ……………… 66	速効型インスリン分泌促進薬 … 114	ドパミン代謝賦活薬 ……… 49, 54
症候性てんかん ………………… 40		ドパミン放出促進薬 ……… 49, 54
硝酸薬 ……………………… 80, 83	**た行**	トロンビン …………… 122, 126, 127
焦点発作 ………………………… 40	第一世代抗精神病薬 …………… 22	トロンボキサンA$_2$ ……… 122, 124
上皮細胞 ……………… 98, 99, 100	大うつ病性障害 ………………… 32	トロンボキサンA$_2$合成阻害薬 …………………………… 120, 124
新規経口抗凝固薬 ……………… 128	耐性形成 ………………………… 16	
新規抗精神病薬 ………………… 22	体性神経 ………………………… 132	
新規抗てんかん薬 ……………… 44	体内時計調節 …………………… 16	**な行**
心筋細胞 ………… 78, 83, 90, 91, 93	第二世代抗精神病薬 …………… 22	内尿道括約筋 …………………… 132
神経原線維変化 ………………… 60		

ニコチン受容体(N_M) ……… 132
二次止血 ……………………… 122
二次性全般化発作 ……………… 40
二次ニューロン ………………… 66
入眠時幻覚 ……………………… 18
入眠障害 ………………………… 14
尿細管腔 ……………… 96, 98, 100
認知症 …………………………… 59
粘液水腫 ……………………… 140
脳血管性認知症 ………………… 59
ノルアドレナリン
 ……………… 55, 79, 83, 90, 135
ノルアドレナリン・セロトニン作動
 性抗うつ薬 ………………… 31, 36
ノルアドレナリン前駆物質 …… 55
ノルアドレナリントランスポーター
 …………………………… 34, 36
ノルアドレナリン補充薬 …… 49, 55

は行

パーキンソン病 ………………… 49
バソプレシン …………… 96, 100
バソプレシンV_2受容体 …… 96, 100
バソプレシンV_2受容体拮抗薬
 ……………………………… 95, 100
バルビツール酸系薬(抗てんかん薬)
 ……………………………………… 44
バルビツール酸系薬(睡眠薬)
 ……………………………… 13, 16
バルビツール酸結合部位 …… 16, 44
反跳性不眠 ……………………… 16
ビグアナイド系薬 ……… 111, 116
ヒスタミン …………………… 106
ヒスタミンH_1受容体 …………… 19
非ステロイド抗炎症薬 …… 65, 69
ビタミンK依存性凝固因子 … 126
非定型抗精神病薬 … 20, 21, 22, 23
フィブリノーゲン ……… 122, 126
フィブリン ……… 122, 126, 128
不応期 …………………………… 91
副交感神経 …………………… 132
副細胞 ………………………… 104
複雑部分発作 …………………… 40
ブチリルコリンエステラーゼ … 62
部分発作 ………………………… 40
不眠症 …………………………… 13, 14

不眠症の原因 …………………… 14
不眠の臨床症状 ………………… 14
ブラジキニン ……………… 69, 77
プラスミノーゲン ……… 122, 128
プラスミン ……………… 122, 128
プロスタグランジンI_2 ……… 124
プロスタグランジンI_2誘導体
 ……………………………… 120, 124
プロスタグランジン製剤
 ……………………………… 103, 109
プロスタノイド合成酵素 …… 109
プロスタノイド受容体 ……… 109
プロテインキナーゼA ……… 106
プロテインキナーゼC ……… 107
プロトロンビン ………… 126, 127
プロトロンビン時間 ………… 126
プロトンポンプ ……………… 104
プロトンポンプ阻害薬 … 103, 104
平滑筋弛緩薬 ………… 131, 134
壁細胞 ………………………… 104
ペプシノーゲン ……………… 107
ペプシン ……………………… 107
ペルオキシソーム増殖活性化受容体-γ
 ……………………………………… 116
ペルオキシダーゼ …………… 143
ベンゾジアゼピン系薬(抗てんかん
 薬) ………………………………… 44
ベンゾジアゼピン系薬(睡眠薬)
 ……………………………… 13, 15
ベンゾジアゼピン結合部位
 ……………………………… 16, 44
ベンゾジアゼピン受容体作動薬
 ……………………………… 13, 15
ヘンレ係蹄上行脚 …………… 98
ヘンレループ上行脚 ………… 98
芳香族L-アミノ酸脱炭酸酵素 … 55
膀胱排尿筋 …………………… 132
房室結節 …………………… 90, 93
ホスホジエステラーゼⅢ …… 126
ホスホジエステラーゼⅢ阻害薬
 ……………………………… 120, 126

ま行

ミオクロニー発作 ……………… 40
水チャネル ……………… 96, 100
ミニメンタルステート検査 … 60

ムスカリンM_1受容体 ……… 107
ムスカリンM_2受容体 ……… 133
ムスカリンM_3受容体 … 107, 133
ムスカリン受容体 ……… 55, 133
ムスカリン受容体拮抗薬
 ……………………………… 131, 133
ムスカリン受容体刺激薬
 ……………………………… 131, 135
メラトニンM_1受容体 ………… 16
メラトニンM_2受容体 ………… 16
メラトニン受容体作動薬 … 12, 16
メルゼブルグの三徴候 ……… 141
持ち越し効果 …………………… 16
モノアミン酸化酵素B ………… 53
物盗られ妄想 …………………… 60

や行

陽性症状 ………………………… 21
ヨウ素製剤 …………… 139, 141
抑うつ気分 ……………………… 32
四環系抗うつ薬 ……… 30, 31, 34

ら行

利尿薬 …………………… 72, 77, 94
臨床用量依存 …………………… 16
ループ利尿薬 …………… 95, 98
レニン …………………………… 78
レニン-アンジオテンシン-アルド
 ステロン系 ……………… 78, 96
レニン阻害薬 …………… 72, 79
レビー小体型認知症 ……… 59, 61
レボドパ製剤 …………… 48, 52
レボドパ・ドパ脱炭酸酵素阻害薬合
 剤 ……………………………… 48, 52
老人斑 …………………………… 60

memo

memo

薬の作用が手に取るようにわかる本
絵で見る薬理学

定価　本体2,600円（税別）

2018年 9月25日　　発　行
2019年 1月25日　　第2刷発行
2019年10月31日　　第3刷発行

編　著　　黒山　政一
　　　　　くろやま　まさかず

発行人　　武田　正一郎

発行所　　株式会社　じほう
　　　　　101-8421　東京都千代田区神田猿楽町1-5-15（猿楽町SSビル）
　　　　　電話　編集　03-3233-6361　販売　03-3233-6333
　　　　　振替　00190-0-900481
　　　　　＜大阪支局＞
　　　　　541-0044　大阪市中央区伏見町2-1-1（三井住友銀行高麗橋ビル）
　　　　　電話　06-6231-7061

©2018　　組版　クニメディア(株)　印刷　(株)日本制作センター
Printed in Japan

本書の複写にかかる複製，上映，譲渡，公衆送信（送信可能化を含む）の各権利は
株式会社じほうが管理の委託を受けています。

JCOPY　＜出版者著作権管理機構　委託出版物＞
本書の無断複製は著作権法上での例外を除き禁じられています。
複製される場合は，そのつど事前に，出版者著作権管理機構（電話 03-5244-5088,
FAX 03-5244-5089，e-mail：info@jcopy.or.jp）の許諾を得てください。

万一落丁，乱丁の場合は，お取替えいたします。
ISBN 978-4-8407-5109-4